歯科医がなおす ガミースマイル

Gummy smile
treatment by the dentist.

松尾幸一
MATSUO KOICHI

幻冬舎MC

はじめに

「ガミースマイル」とは、笑ったときに歯茎（上あご歯茎部分）が３㎜以上見える口元のことで、日本人の約20％がこのタイプだといわれています。溌剌《はつらつ》としたその笑顔がチャームポイントになっている方も多いですが、なかにはそれが悩みだという方もいらっしゃいます。

実際、私のクリニックには日本全国からガミースマイルに関する相談が多く寄せられているのですが、なかには、他院で受けた手術に失敗してかえって悪化してしまった方や、他院での治療途中に私のところに駆け込んでくる方も……。患者さんたちの歯茎の状態や噛み合わせを見てみると、残念ながら審美的にはもちろん、機能的にも問題が生じているケースが少なくありません。

ガミースマイル治療に失敗例が多い理由について申し上げると、大きく分けて２つあります。

まず、ガミースマイルの治療を専門とする歯科医師が、日本にはほとんどいないということ。次に、ガミースマイルの治療には、本来なら歯や歯茎、および、歯と骨とのつながりを熟知した歯科医師が適任ですが、患者さんの多くが、歯科ではなくまず美容外科の門を叩いてしまっていることが挙げられます。

　ガミースマイルは、治療のなかで歯茎を切る、または歯を移動させる必要があるため、治療したことによって噛み合わせが変わることまで見越して行わなければなりません。顔全体のバランスを見ながら歯や歯茎の見え方を調整するには、専門的な知識と長年の経験が欠かせないのです。

　私は歯科治療の臨床医として30年近くにわたって、虫歯治療などの一般歯科から咬合《こうごう》治療、補綴《ほてつ》治療、根管治療、審美歯科など幅広い診療を行ってきました。これらの技術を組み合わせて行うガミースマイル治療は、年間３００件以上に及びます。

　本書ではその経験に基づき、いまだ正しく知られていないガミースマイルについての基礎知識を整理し、ガミースマイルになってしまう原因や、ガミースマイルを歯科で治す治療法について詳しく紹介しています。

現在、歯科で行っているガミースマイルの治療法は、歯槽骨整形術《しそうこつせいけいじゅつ》、上唇粘膜切除術《じょうしんねんまくせつじょじゅつ》、ボトックス治療、歯肉整形術《しにくせいけいじゅつ》、セラミック治療、インプラント治療など多岐にわたりますが、治療にはリスクが伴う場合もありますから、後悔しないためにもあらかじめ治療内容について知っておくことが大切だと思っています。

気になる口元のお悩みを解決した患者さんの多くが、人前で思い切り笑えるようになった、前向きな気持ちになれたとおっしゃいます。この本が、ガミースマイルに悩む方々の一助になれば、著者としてこんなにうれしいことはありません。

歯科医がなおすガミースマイル　目次

［第1章］

自信をもって笑えない――口元コンプレックスにつながる「ガミースマイル」とは

笑うと歯茎が出てしまいませんか？

口を大きく開けて笑ったときに、上あごの歯茎が露出してしまう人がいます。このような口元をガミースマイルといいます。

英語表記だと「gummy smile」となります。「gummy」は歯茎や歯肉を意味する「gum（ガム）」の形容詞で、「歯茎が見えている」状態を指します。これに「smile」がついているのは、笑ったときの歯茎が印象的であるためです。

ガミースマイルに具体的な定義や基準はありませんが、一般的には、歯茎が3㎜以上露出する場合はガミースマイルだとされています。

欧米では治療の対象として広く知られているガミースマイルですが、日本では正しく知られていないのが実態です。

ガミースマイルの人の笑顔は印象に残りやすいため、「いつも元気で明るい子だ」というイメージを抱かれるかもしれません。実際、ガミースマイルの芸能人や著名人を思い浮かべるとき、彼ら・彼女らの笑った顔が真っ先に頭に浮かぶという人もいるでしょう。

ガミースマイルとは

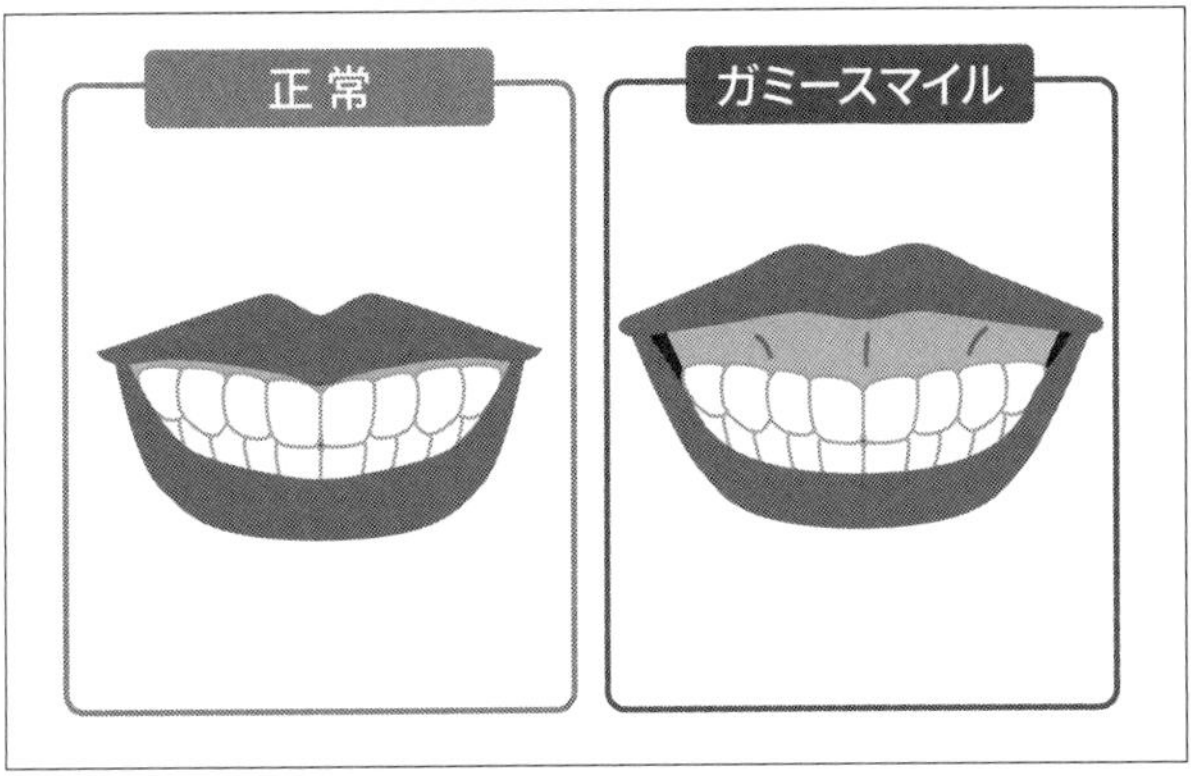

　とはいえ、日本でも歯茎が見え過ぎることを気にしている人もいらっしゃいます。ガミースマイルをコンプレックスに感じている人のなかには、鏡や写真で自分の笑顔を見るたびに気持ちが沈んでしまう人もいます。また、自分では気にしていなかったとしても、人から指摘されたことをきっかけに気になり始めるというパターンもあるようです。

　どちらの場合であっても、ポジティブな気持ちを取り戻す方法として、適切な治療を受けるのは一手です。もちろん、必ずしも治療を受けなければいけないというわけではありませんが、「治せる」ということを理解しておくことは、決して損になりません。

セルフチェック！　こんな状態があればガミースマイルかも？

ガミースマイルには大きく5つの特徴があり、いずれかに該当すればガミースマイルの可能性があります。セルフチェックで1つ以上当てはまるなら、まずは歯科を受診してみることをおすすめします。

【ガミースマイルセルフチェック】

①上あごの骨が長く突き出している

上あごの骨が長く突き出していると、それに伴って歯茎も長くなるため、笑ったときに歯茎が目立ちやすくなります。

上あごの骨が長く突き出しているのはアジア人に多い骨格の特徴なので、突き出している程度によってはガミースマイルでない場合もあります。

ガミースマイルの特徴

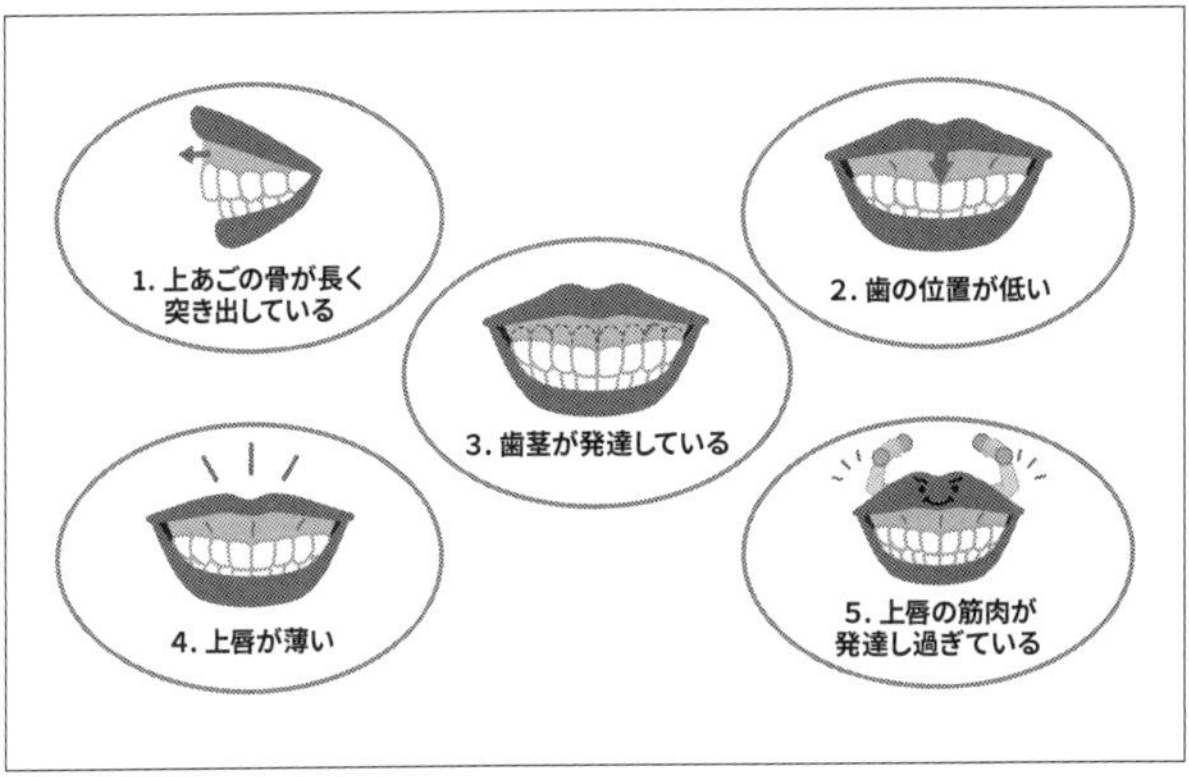

また、女性はだいたい15歳、男性は20歳まではあごの成長途上であり歯の萌出《ほうしゅつ》（生える）途中でもあるため、そこから顔の印象が変わってくる場合もあり、若いうちはガミースマイルかどうかあごの形状からは十分に判断できない可能性があります。

上あごは10歳頃には90％が形成されているといわれ、反対に、下あごは身長と比例して成長が持続するとされています。そのため女性は15歳、男性は20歳まで変化する可能性があるというのが前述の理由です。顔の印象も変化していきますので、10代の患者さんの診断や施術は身長の伸びが止まってから行うことが多くなります。

ガミースマイルの治療においては、矯正治療だけではなく外科的手術を伴いますので、成長期の子どもには行わないほうがよいと考えます。

②歯の位置が低い

上あごの骨が前や下に長い場合は、上あご全体や前歯が上唇に対して下方にあり、その分だけ笑ったときに見える歯茎の面積が増えてしまいます。結果として、笑うと口元から歯茎が見えることが印象に残りやすくなります。

アジア人は上の歯の長さが10・5㎜程度とされているので、前歯の長さを定規で測ってみて10・5㎜よりも短い場合はガミースマイルの可能性があるといえます。

また、上の歯の傾斜は噛み合わせの平面から80度前後の角度であることが理想とされていますが、それよりも前歯が開いているのがこのパターンで、いわゆる「出っ歯」です。ほかにも抜歯をして歯並びを整える治療を行った結果、噛み合わせの平面と前歯が垂直に見えてしまいガミースマイルになっている人もいます。

「出っ歯」であると、上の歯によって上唇が押し上げられ、下がりにくくなり、ガミースマイルが強調されることになります。

上唇が下がりにくいタイプのガミースマイルは、遺伝的な要素に関連しているか、もしくは過成長である場合が多いと思われます。

③ 歯茎が発達している

上あごの歯茎が発達し過ぎて歯に深く被さっているのも、ガミースマイルの特徴の一つです。通常、歯茎は歯に覆い被さっていますが、歯茎が発達していて厚みがあるとその部分が強調され、笑ったときに見える歯茎の面積も広くなります。

歯茎の過度な見え方は、骨格などの要因と連動している場合が少なくありません。

④ 上唇が薄い

ガミースマイルの人のなかには、上唇が薄い人もいます。真顔のときは上唇が薄い印象がなくても、笑うと上唇が細くなり、正面から見たときの上唇の厚みがなくなるというパターンです。

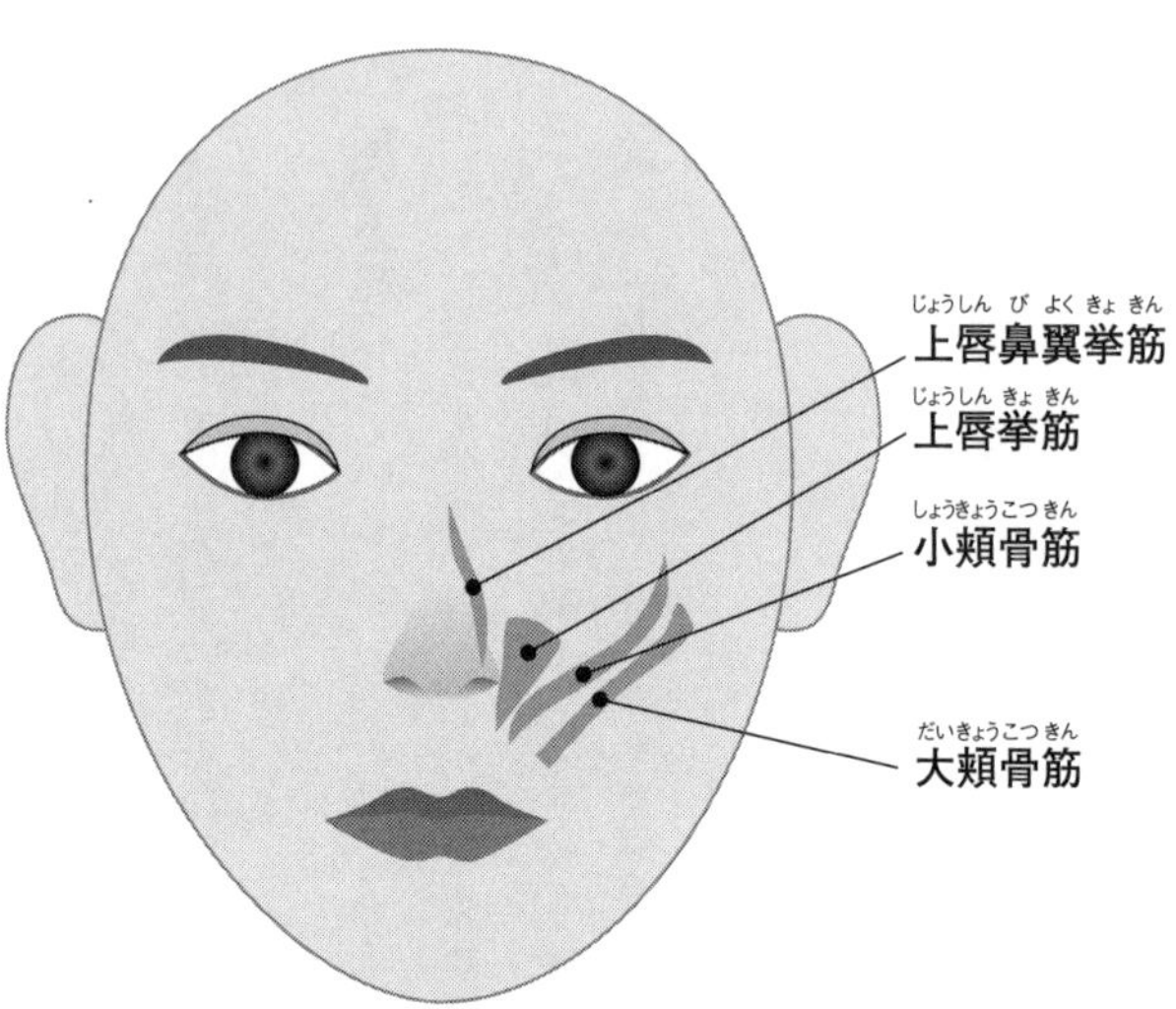

一般的には、口を開けても歯茎は上唇に隠れるため見えませんが、上唇が薄く、歯茎を覆うだけの厚みがなければ、歯茎が見えやすくなります。

⑤ 上唇の筋肉が発達し過ぎている

上唇の筋肉である「上唇挙筋《じょうしんきょきん》」が発達し過ぎていることも、ガミースマイルの原因となり得ます。この筋肉が発達していると、唇が上がり過ぎるため、ガミースマイルになりやすいのです。

以上5つの特徴すべてに当てはまる場合もあれば、5つのうち1つ当てはまるという場合もありますが、いずれも、専門家の診察を受けたら、「ガミースマイル」と診断される可能性が高いといえます。

「逆ガミースマイル」とは

私のクリニックに相談にいらっしゃる患者さんのなかには、ガミースマイルとは反対に、口を開けて笑ったときに、上あごの歯茎および上の歯が、上唇によって隠れて見えない人も一定数いらっしゃいます。

笑ったときに上唇によって上の歯が隠れている状態を指す専門用語は存在しませんが、見え方のパターンがガミースマイルとは反対であることから、私はこの状態の口元を「逆ガミースマイル」と呼んでいます。

笑ったときの顔は、一般的に、上の歯がある程度見えたほうがよいとされています。口元から白い歯がのぞくと、明るい印象がもたらされるためです。しかし、逆ガミースマイ

理想的なスマイル・ガミースマイル・逆ガミースマイル

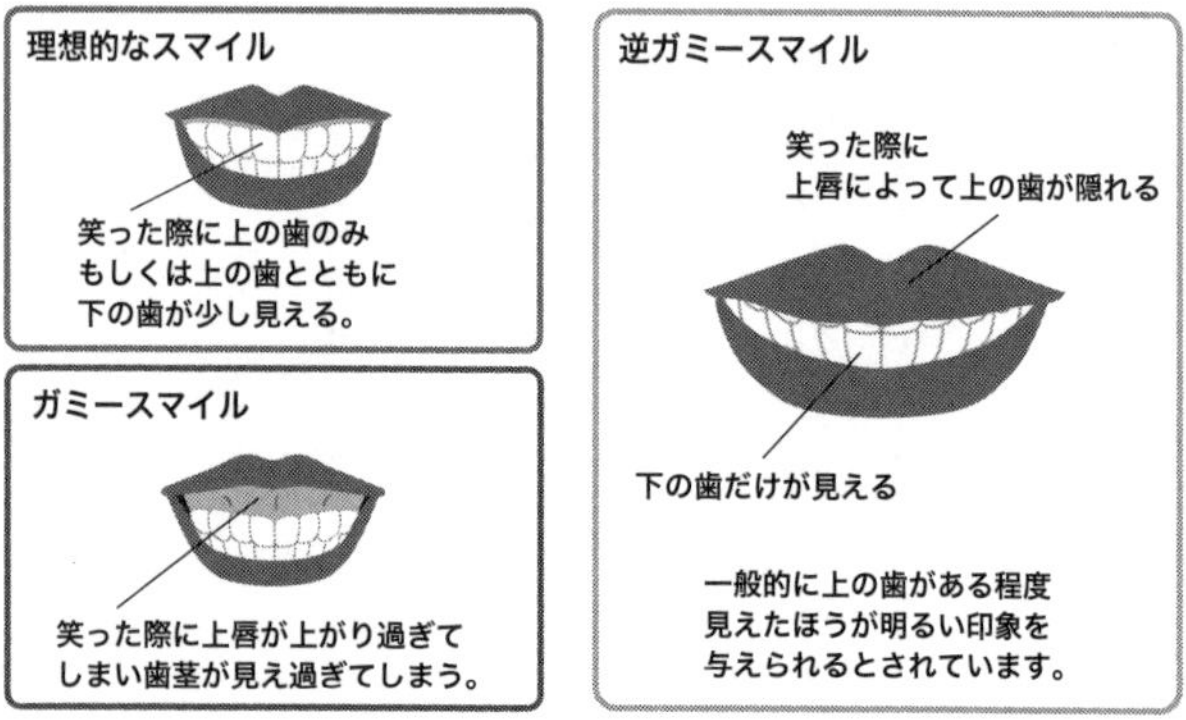

ルの場合、上の歯が見えないため、接する相手に暗い印象や老けたイメージをもたれてしまうことがあると悩んでいる人もいらっしゃいます。

逆ガミースマイルの要因としては、加齢によって表情筋が衰え、上唇が上がりにくくなったことが挙げられます。

そのほか、生まれつき逆ガミースマイルである人もいます。あごの骨と歯並びのバランスなどが原因で、もともと笑っても上の歯がほとんど露出することがないのがこのパターンです。

加齢や生まれつき以外にも後天的な要因によって逆ガミースマイルになるケースもあります。例えば、両あごの手術や、口元のセットバック手術、舌側矯正、抜歯矯正がその代表例です。これらの手術を行うと上の歯の位置が上がることから、結果的に歯が見えづらくなるのです。

逆ガミースマイルの人は笑ったときに上の歯が見えないため、相手に感情が伝わりにくいこともあるようです。

この逆ガミースマイルも、ガミースマイル同様、治療によって改善することが可能です。どのような治療が適しているかは、逆ガミースマイルの状態や程度にもよるため一概にはいえませんが、私のクリニックでは、精密に歯を動かすことができるマウスピース矯正での治療をすすめることが多いです。

マウスピース矯正は、装置を付けたまま食事・歯磨きをしなければならない「ワイヤー矯正」とは異なり、食事・歯磨きの際には取り外し可能なマウスピース型の矯正装置を使うため、肉体的にも精神的にも負担が少なく、ワイヤー矯正と比べて比較的痛みも少ないのがメリットです。

また、ワイヤー矯正と比べて治療期間が短いのも特徴で、ワイヤー矯正が1～2年以上かかるところ、マウスピース矯正は0・5～1・5年で治療が完了します。

		マウスピース矯正	ワイヤー矯正
見た目		アライナーを装着するため、ほとんど目立たない	表側に装着する場合は透明の装置で白いワイヤーでも多少目立つ。裏側にワイヤーを装着する場合は見えない
痛み		１枚のアライナーで歯が動く量が決められており、歯に掛かる力が制御されているので、痛みは軽度	歯に掛かる力が均等ではないので、比較的強い歯の痛みや、装置によって頬や舌が傷つき、口内炎のような痛みが生じることがある
清掃性		アライナーを外して、食事・歯磨きができるので、清掃性に優れる	装置を付けたまま食事・歯磨きをするので、清掃性が悪く、普段以上に丁寧に歯磨きする必要がある
治療期間		0.5～1.5年	１～２年
治療費	施術料	40万～100万円（税抜き）	約90万円（税抜き）
	調整料	なし	5,500円（税抜き）
適応範囲		かなり広い	広い
患者さん自身の協力の必要性		患者さん自身でアライナーを取り外しするため、患者さん自身の力に頼る割合が大きい	歯の移動は矯正装置が管理するので患者さん自身の協力に頼る割合は少ない

※アライナー：弾力性のある薄くて透明なプラスチックでできたマウスピース状の装置

ただし、症例によってマウスピース矯正が適しているかどうかを判断する必要がありますので、歯科医師の診断をあおぐのがよいと思います。

美しい口元と顔のバランスの基準

どんな顔、どんな口元を美しいと感じるかは人によって異なりますが、審美的な美しさには一定の基準があります。

眉、目、鼻、口のそれぞれのパーツが顔のどこに位置しているか、黒目と白目はどんなバランスであるかなど、基準となるポイントはいくつかあります。

また、口元に関しても基準となる黄金比が存在します。鼻の下から唇の中心にかけての長さと、唇の中心からあごの先までの長さが１：２であることが理想とされていますが、もちろん、口元から歯茎がのぞいていないことも美しい口元の条件です。

また、美しい唇のバランスは「上唇＝１：下唇＝１・６１８」とされていますが、「上唇＝１：下唇＝２」「上唇＝１：下唇＝１」を理想とする人もいます。

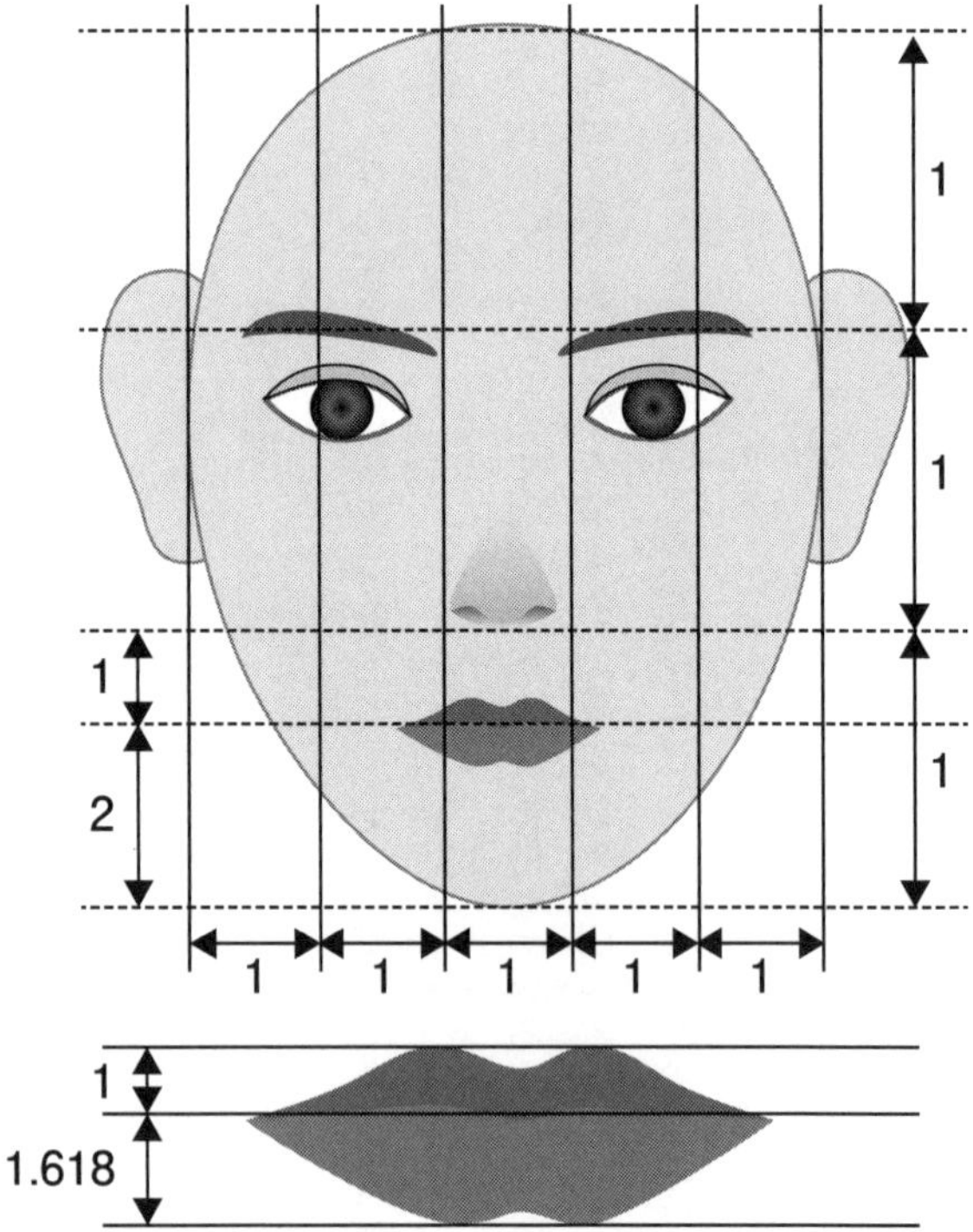
1
1
1
1
2
1
1
1
1
1
1
1.618

自分の唇がこの範囲内に収まっているかどうかは、スマートフォンで写真を撮って、画面上で長さを測ればすぐに分かるので、気になる人は一度、撮影してみるとよいかもしれません。

上唇と下唇のバランスを見るときも、やはり口元から歯茎がのぞいていないことが大切になってきます。口を閉じたときには理想とされるバランスの範囲内に収まっていたとしても、ガミースマイルの場合、口を大きく開けて笑った途端に相手が受ける印象が変わってしまうことがあります。

今現在、ガミースマイルが気になっているのであれば、一度クリニックでカウンセリングを受けて、ご自分の顔がどのように変化するのか、シミュレーションをしてもらってもよいかもしれません。

「理想の口元」を意識することが大切

ガミースマイル・逆ガミースマイルの特徴について語るうえで「理想の口元」を意識す

ることは大切です。

私たち歯科医師が患者さんを治療するにあたっては、「瞳孔間線《どうこうかんせん》」や「正中線《せいちゅうせん》」を基準にバランスを考えます。

「瞳孔間線」とは、左右の目の瞳孔を結んだ線のことで、「正中線」とは、身体の中央を縦にまっすぐ通る線のことです。

顔の真ん中は鼻が基準になると思っている人が多いと思います。しかしレントゲン写真などを見ると分かりますが、鼻は曲がっていることが多いのです。口元に関しても同じで、歯が斜めに生えている人もいるので、縦の中央のラインのみを確認しても、それぞれのパーツが理想的なところに位置しているかは判断できないのです。

そこで基準になるのが「正中線」です。鼻のセンターラインも、歯のセンターラインもこの正中線と重なるのが理想です。

理想的なバランスとして有名なのが、女優のオードリー・ヘプバーンです。

オードリー・ヘプバーンの顔のバランスは、目や鼻の位置が完璧な黄金比であるといわれています。つまり右図のように正中線に対して瞳孔は左右対称で、瞳孔間線と口唇線は

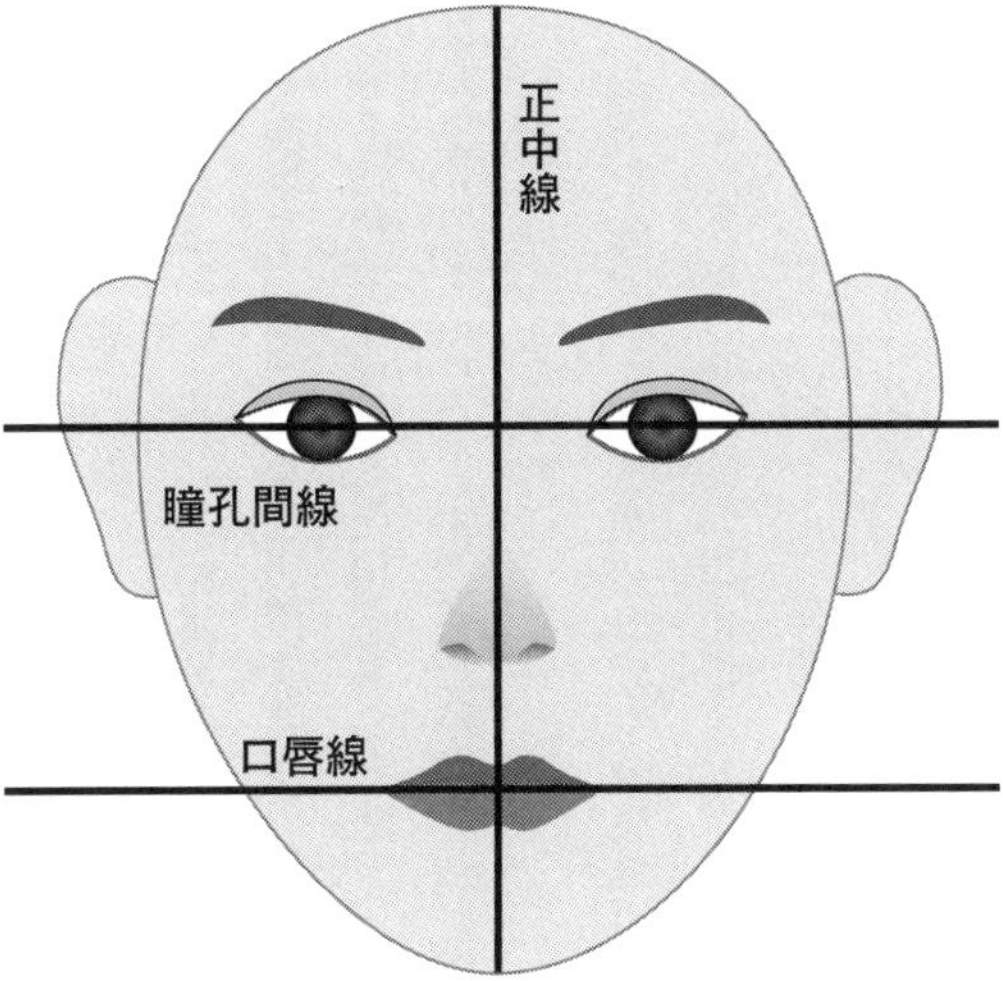

平行なのです。

さらに、笑ったとき下唇に対して上の歯の先端が少し触れるか触れないかくらいに位置していますが、これは私たち歯科医師が、治療の際の基準として考える審美のバランスでもあります。

もちろん、「美しい顔の基準」は時代によって変化するものではありますが、理想的な歯の位置は不変です。

ガミースマイルを放置するリスク

ガミースマイルを放置しておくと、いくつかのリスクが発生します。

まず、ガミースマイルの人は自浄作用が弱いため、口内環境を清潔に保ちにくいといえます。

「自浄作用」とは、歯の表面や歯の間に付着している歯垢や食べカスを唾液で洗い流す作用のことをいいます。上の歯茎が出ていることが多いガミースマイルの場合、口内が乾燥して歯垢や食べカスを洗い流す唾液の量が少なくなりがちです。

さらに唾液には殺菌作用もあるため、流れが悪くなると口内の細菌が増え、口臭や口内炎が生じやすくなります。そこからさらに悪化すると、虫歯や歯周病にも悩まされるようになってしまうのです。

虫歯や歯周病になると、口の中の痛みや不快感に悩まされるだけでなく、歯科の治療費がかかるという金銭的負担も大きいので、原因から改善していくことが大切です。

ガミースマイルのなかでも出っ歯が目立っているパターンの場合は、噛み合わせが悪化するのに伴って、顎関節などに問題が生じる場合が多いこともお伝えしたいポイントです。

顎関節症が進行すると、あごの開け閉めが困難になったり、噛み合わせの悪さが原因で

ガミースマイルのデメリットとは

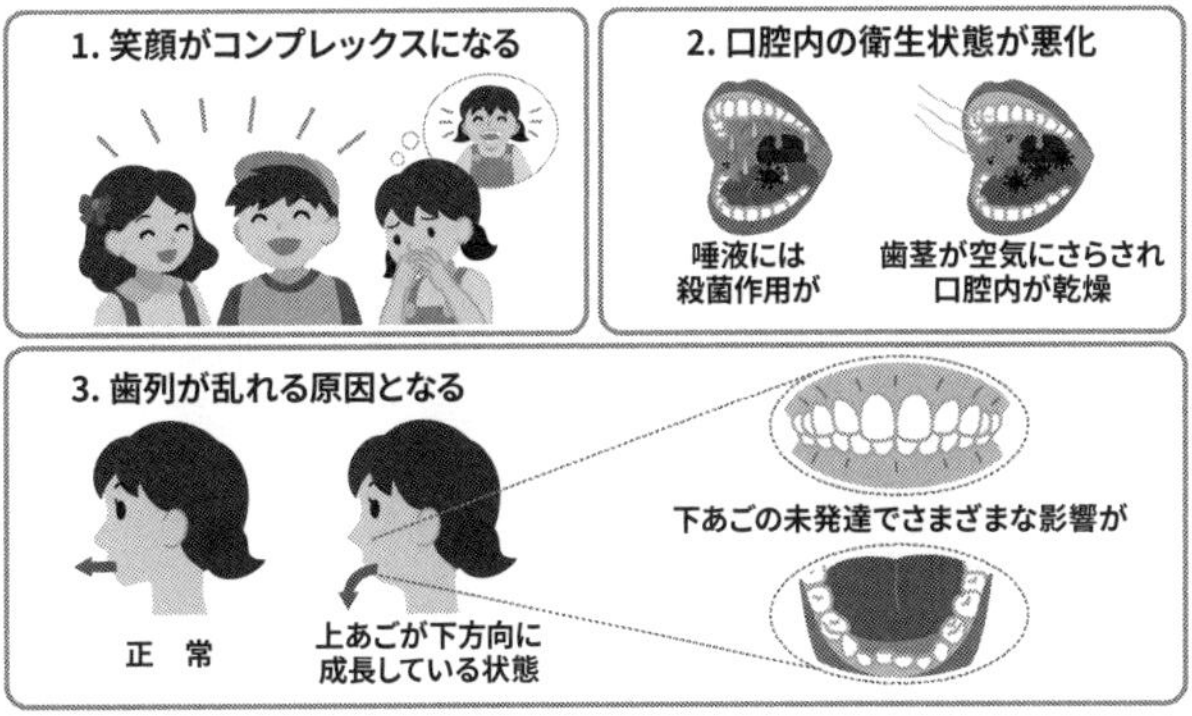

肩凝りや首凝りが出てきたりと、さまざまな悪循環を引き起こします。

また、年齢を重ねるにつれて歯茎が下がることは知られていますが、出っ歯の位置も、加齢によってずれてきます。その結果、上下の前歯が噛み合わず隙間ができる「開咬《かいこう》／オープンバイト」と呼ばれる状態になることがあります。

オープンバイトになると、奥歯の働きに支障をきたすか、顎関節に問題が起きる場合がほとんどです。基本的に、前歯は奥歯を守り、奥歯は前歯を守る働きをしているのですが、この相互作用がうまく働かなくなることによって、さまざまな問題につながるのです。

例えば、奥歯に虫歯ができたとします。痛み

オープンバイト

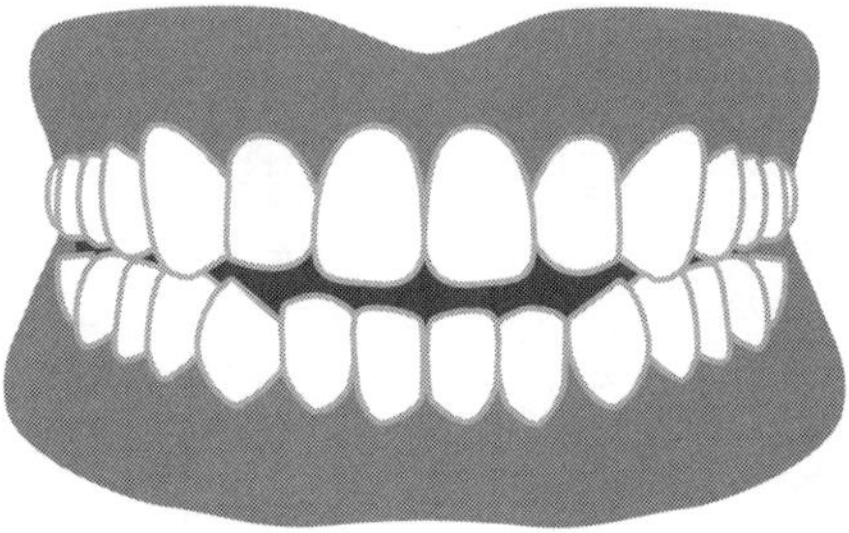

が激しいために神経を取ったとしても、噛み合わせを治さないままでいると、将来この歯が割れて抜かなければならなくなる可能性もあります。

こうした物理的なリスクのほかに、精神的なリスクも考えられます。

例えば、ガミースマイルを他人から指摘され、自分の笑顔が気になり、人前で笑わなくなる人もいるでしょう。〝笑わない努力〟を続けているうちに、他人に暗い印象を与えているかもしれません。

こうした問題を避け、心身ともに美しく健康でい続けるためにも、早い段階でガミースマイルの治療を検討することをおすすめします。

［第2章］

なぜ、ガミースマイルになるのか？
歯茎の見え方の違いには
先天性と後天性の要因がある

なぜ、ガミースマイルはアジア人女性に多いのか？

ガミースマイルは、日本人をはじめとするアジア人に多いといわれています。

その理由は骨格にあります。アジア人は、欧米人と比べて口周りの骨が出っ張っていることから、歯茎も長い傾向にあるのです。ただし、歯茎の長さがまったく同じである欧米人とアジア人を比較した場合、アジア人のみがガミースマイルだと診断されることもあります。欧米人とアジア人とでは鼻の高さなども大きく異なることなどから、顔の見え方が大きく異なるためです。

また、女性と男性を比較した場合、女性のほうがガミースマイル率が高く、比率で表すと9：1程度になります。

なぜなら、男性のほうが口周りの筋肉が硬く、笑っても上の歯茎が見えにくいためです。一方、女性は口周りの筋肉が柔らかく、口角が上がりやすいため、笑ったときに上の歯茎が見えやすくなります。

加えて、女性のほうが小顔の人が多いことも大きな理由です。ガミースマイルは、顔が

欧米人とアジア人の骨格

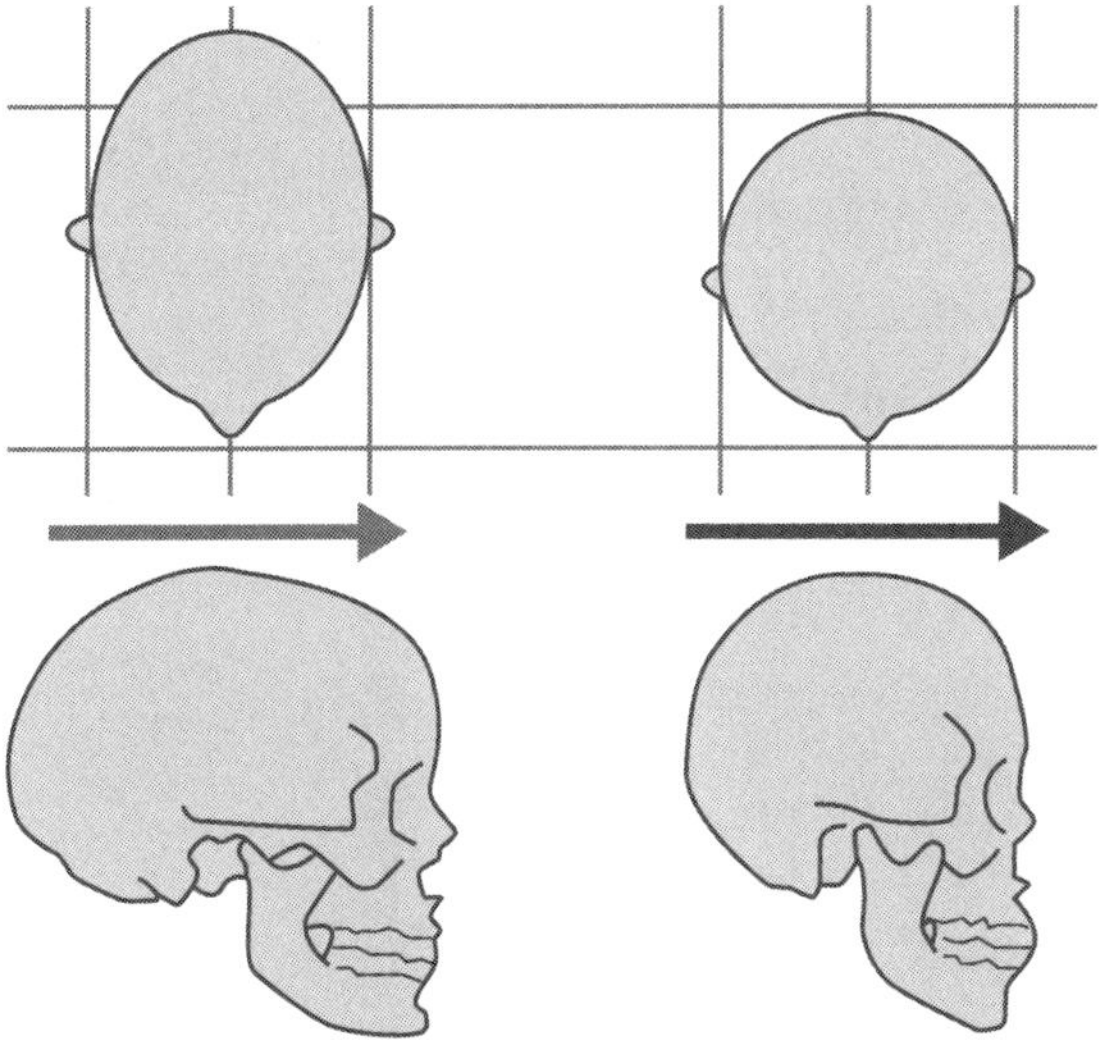

コーカソイド（欧米人に多い）　モンゴロイド（アジア人に多い）

ほっそりしていると目立ちやすいといわれているため、過度なダイエットなどで頬がこけている女性などは特に、ガミースマイルが際立つ可能性があります。

ガミースマイルの先天的要因

ガミースマイルで悩んでいる人のなかには、先天性の要因によってガミースマイルとなった人もいます。

（1）歯に原因がある場合（出っ歯、歯が長い、歯が小さい）

一つめの先天性要因は歯です。歯の大きさや生えている向きが先天的に正常な範囲内に収まっていない場合、ガミースマイルになりやすくなります。

まず挙げられるのが出っ歯です。上の前歯が出っ歯であると、上唇が押し上げられて下がりにくくなることで、ガミースマイルになります。

上の歯が長い場合も同様です。

また、歯のサイズが小さいことも、ガミースマイルの要因となり得ます。歯が小さい場合には、歯茎の面積が大きくなり、歯茎が目立つ状態になりやすいのです。

「歯のサイズが小さい場合は、歯列矯正によってガミースマイルを改善へと導くのは難しいのでは？」と思うかもしれませんが、実際に歯が小さいのではなく、歯が歯茎から出ている面積が少ないので、その場合は、矯正によって歯を正しい位置へと動かすことで見た目が変わっていきます。

ただし、生まれつき平均値よりも歯が小さい「矮小《わいしょう》歯《し》」である場合もあります。

歯の生え方に原因がある場合は、歯列矯正などによる治療からスタートします。ただし、歯の生え方によっては抜歯が必要となることもあります。

歯の大きさや生えている位置などがガミースマイルの要因となっている場合、医師によっては、歯茎や骨を削る外科治療から開始するケースもあります。しかし、矯正によって歯を正しい位置に移動させてから外科処置を行うほうが、より理想的な状態へと導くことができます。

（2）歯茎に原因がある場合（歯茎が長い）

歯茎に原因があってガミースマイルになる場合もあります。

特に、上の歯茎が平均よりかなり長い場合や厚みがある場合は、口元から露出してしまう可能性が高いといえます。

この場合、歯茎を形成している骨を薄くする手術「歯槽骨整形術《しそうこつせいけいじゅつ》」（51ページ参照）を行うことになります。

ただし、いきなり骨を薄くするということはありません。最初に、歯を正しい位置に移動させてから、その後、外科処置へと移行するのが適切な流れとなります。

ちなみに、歯茎に原因があって、ガミースマイルの治療のために「歯槽骨整形術」が必要な人がインプラントを埋め込んでいた場合、外科処置前にインプラントを撤去する場合もあります。

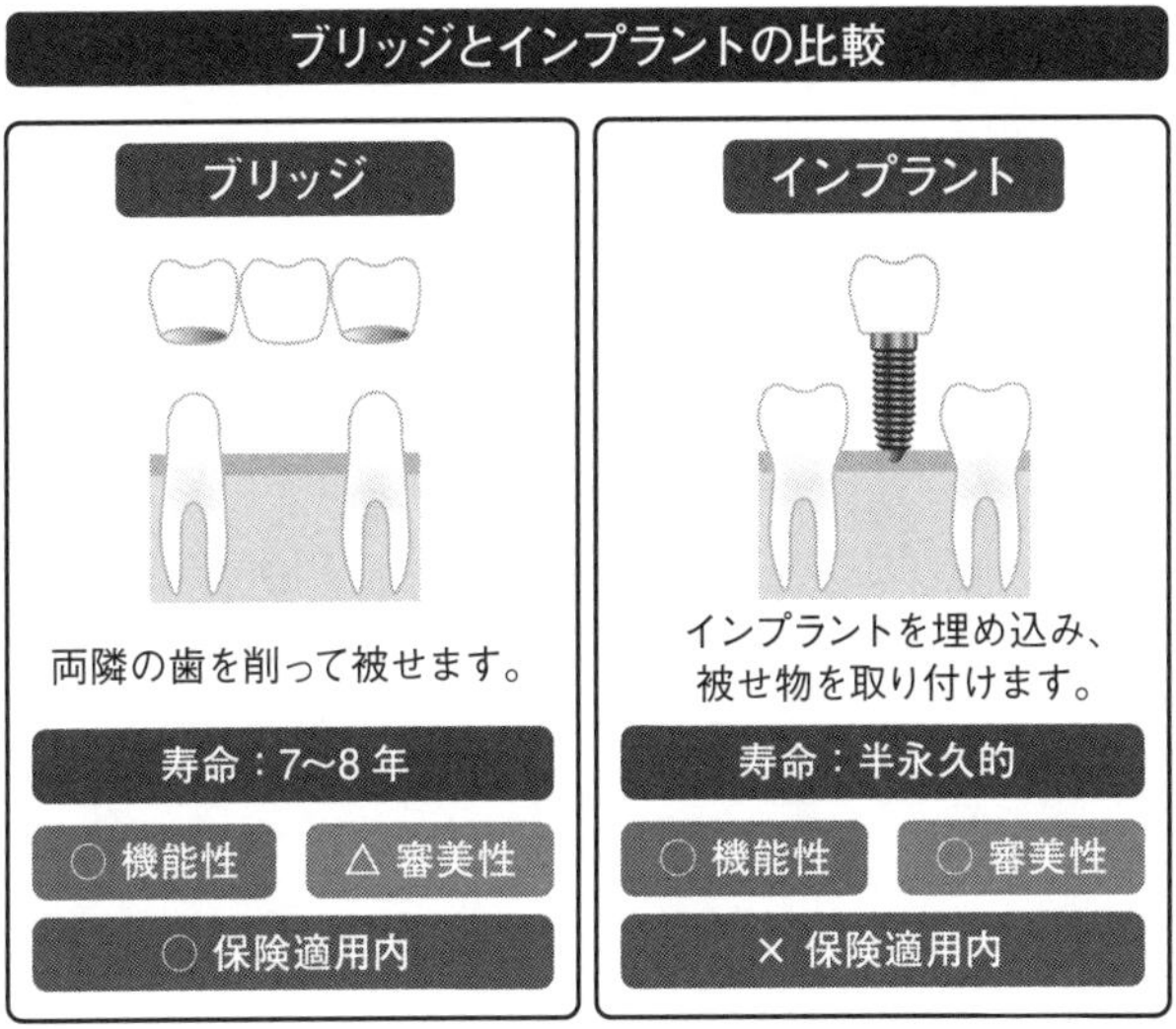

ブリッジの場合も同様で、まずはブリッジを壊すことから始めます。

そのため、インプラントやブリッジの治療を希望しておられるなら、本来は、ガミースマイルの治療が終わってから、あるいはインプラントまたはブリッジの治療を同時に行うというのが適切な流れです。

インプラントの治療期間は、下あごで約3カ月、上あごで約6カ月かかるとされています。また、ブリッジの治療期間は、口腔状態にもよりますが、目安としては1~2カ月とされています。

インプラントまたはブリッジの治療をしたいと考えていて、実際にはまだしていない人ならよいですが、すでに治療を終えている人にとっては、治療したものをいったん撤去してまた数年後に最初から治療することになるので、どのような流れで治療するのがよいかを考えることが大切です。

ガミースマイルの後天的要因

ガミースマイルは、遺伝性の要因や先天性の要因が元となっている場合がありますが、それだけでなく、骨の過成長など後天性の要因が元となっている場合もあります。

加えて、生活習慣が原因でガミースマイルになっているケースもあります。

幼少期の指しゃぶりや唇を噛むなどの口周りの筋肉のバランスを崩してしまう習慣は、ガミースマイルの要因となりがちです。唇を噛むと下あごの成長が抑制されるため、出っ歯になりやすくなり、それによって下唇が下の歯を奥へと押し込むことになるため、噛み合わせも悪くなってしまいます。

そのほか、ストローや割り箸をくわえる癖がある人も出っ歯になりやすく、それが起因となってガミースマイルになることもあります。

食生活に関しては、柔らかいものばかり食べていると下あごが発達しにくいため、ガミースマイルになりやすくなります。ガミースマイルの人は、上あごと下あごのバランスが悪く、上あごが大きい場合が多いのです。

欧米人は肉食で下あごが発達していますが、野菜や魚をたくさん食べる日本人は、欧米人に比べてあごが発達しにくいので、食事の際は、意識してよく噛むことが大事です。

そのほか、歯周病や歯槽膿漏（歯周炎）が進むと出っ歯になることがあるので、歯科医院で定期健診を受けるなどして、症状が出たときに早期の治療を心掛けることが大切です。

ガミースマイルは遺伝するのか

医学的には、男女ともに10歳頃までに、上あごの骨格の約90％が完成するといわれており、よほど痩せたり太ったりしない限り、上あごの大きさは子どもの頃と大人になってからでさほど変化しないとされています。

反対に下あごは身長に比例して成長していくため、成長過程にある女性は15歳頃、男性は20歳頃まで変化する可能性があります。

そうなると気になるのが、「ガミースマイルは親や祖父母からの遺伝なのか？」ということです。

結論からいうと、親や祖父母がガミースマイルの場合、子どもがガミースマイルになる可能性は十分に考えられます。ただし「可能性がある」という程度であり、親や祖父母がガミースマイルであったからといって、必ずしも子どもまでガミースマイルになるとは限りません。

ただし、骨格およびあごの形態については、特に遺伝的要素が強いので、親や祖父母がガミースマイルで、その子どもの骨格やあごの形態が似ている場合は、ガミースマイルになる可能性は高くなります。


自分ではなく、子どもがガミースマイルであることに悩んでいる人もいると思います。なかには、ご自身や配偶者、もしくはその両親がガミースマイルであることから、子どもがガミースマイルであることに対して責任を感じている人もいるかもしれません。しかし、ガミースマイルに限らずどんな症状についてもそうですが、子どもの遺伝に関して両親に責任があるということはいっさいありません。

両親や祖父母がガミースマイルではなく、子どもだけがガミースマイルである場合も同様です。

ただし、ガミースマイルが原因で子どもたちがコンプレックスを抱えているようであれば、しっかりと目を向けてあげる必要があります。また、目を向けるだけでなく、一緒に解決方法を考えてあげることももちろん大切です。

ガミースマイルは治療をすれば治ることや、何歳くらいになったら治療できるのかを説明しておいてあげましょう。

ガミースマイルであることによって子どもに起こる問題としては、まず、噛み合わせに影響が出たり虫歯ができやすくなったりすることが挙げられます。

ガミースマイルの人は上の歯茎が露出した状態になりますが、そうなると口腔内が乾燥してしまい、十分な唾液が分泌されません。唾液には殺菌作用があるので、分泌量が少なくなると、必然的に虫歯になるのです。

ガミースマイルの治療は何歳からスタートするのが適切？

子どものガミースマイルに関して特に多い質問が、治療開始に最適な年齢です。

骨や筋肉が未発達な子どもは、ガミースマイルの治療の一部である矯正に関しては、すでに成長が終わっている大人と比べて比較的スムーズに行えます。

しかし、矯正方法のなかには、成長するにしたがって効果が薄れてしまうものもあります。そのため、一人ひとりの状態に応じて、治療をスタートする年齢を決定していくことが望ましいのです。

子どもの歯並びの悪さを治すための主な治療法と、それぞれの適切な治療開始時期は次のとおりです。

●ヘッドギア矯正

【治療開始の適正年齢：6～8歳】

ヘッドギア矯正とは、ヘッドギアと呼ばれる装置を使う矯正のことです。ヘッドギアは、口の中に装着する「フェイスボー」と、首の「ネックストラップ」または頭に付ける「ヘッドキャップ」によって構成されます。

この装置を付けることによって、上あごの過度な成長を抑えて、下あごの骨の成長を理想的な形へと導いていくことができます。

ヘッドギア矯正

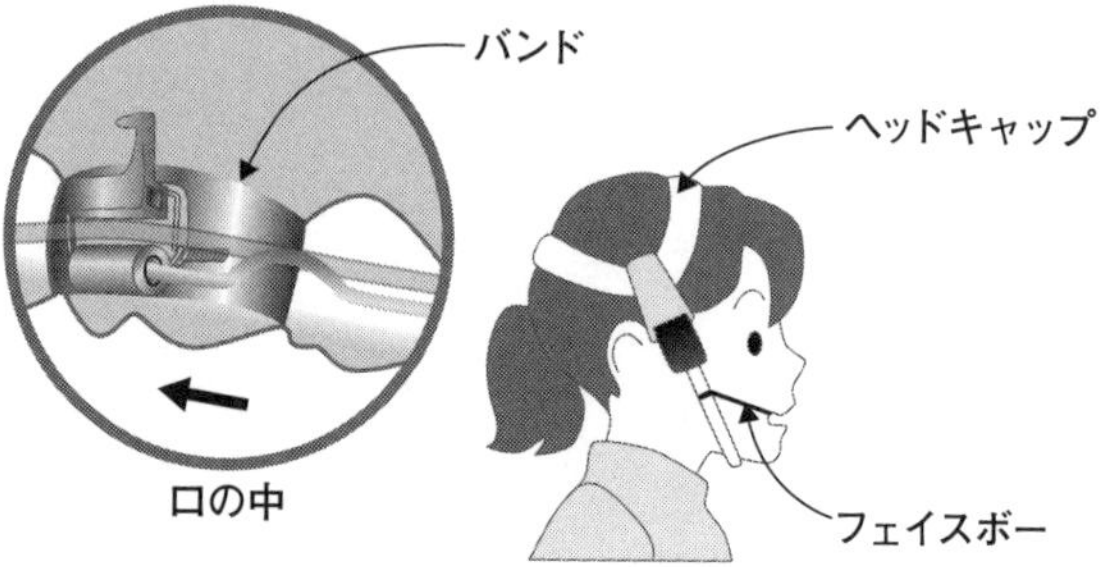

奥歯に取り付けたバンドにフェイスボーを装着します

ただし、上あごの成長を抑制できる期間は短く、小学校高学年になると抑制が利かなくなっていきます。

そのため、ヘッドギア矯正は6～8歳頃からスタートするのが一般的ですが、基本的には中学生になる頃にはヘッドギア矯正を終えるか、別の矯正方法に切り替えることになります。

ヘッドギアの装着時間は1日10～12時間程度でも効果が期待できるため、睡眠時などを利用して矯正することが可能です。登校時は装置を付けなくても効果が発揮されるため、小学生にとっても無理なく続けやすい矯正方法であるといえます。

●インビザライン・ファースト

【治療開始の適正年齢：7〜9歳】

インビザラインとは、金具やワイヤーを使っておらず、取り外し可能で透明なマウスピース型矯正装置です。

また、インビザラインのうち、歯の生え変わり時期にある子ども用として作られたものを「インビザライン・ファースト」といいます。サイズの小さい子どもの歯にフィットするだけでなく、新しく生えてくる永久歯のためのスペースを確保できるよう設計されています。

あごの大きさを広げながら歯並びを整えるよう設計されているので、歯並びを整える前にあごの大きさを広げておく必要がありません。

インビザライン・ファーストのメリットは、色が透明で目立たないため、装着していることがほとんど分からない点です。そのため、学校などで友達に指摘される可能性は少ないでしょう。

また、子どもが自分でも簡単に取り外しできることから、食事や歯磨きがいつもどおり行えるのも大きなメリットです。食事中に食べ物が挟まって痛みを感じることや、しっかり歯磨きできず磨き残しがあるということがほとんどありません。

そのほか、なめらかで薄い素材でできているため、万が一、転んだりボールが顔に当たったりしても、インビザライン・ファーストが原因で怪我をする可能性が低いことや、通院頻度が1~2カ月に1回程度で済むことも特徴です。

インビザライン・ファーストの適応条件は、6歳臼歯と前歯が3分の2程度萌出していることです。その条件に適応する年齢は、一般的には7~9歳頃となります。

●MFT

【治療開始の適正年齢：6~7歳】

MFTとは、「Oral Myofunctional Therapy」の略で、日本語にすると「口腔筋機能療法」になります。

MFTは舌や唇、鼻に至るまでの口周りの筋肉のバランスを整えるためのトレーニングを行う治療です。

筋肉のバランスを整える理由は、鼻呼吸を促し、歯並びを乱す原因を取り除くことで、本来の歯並びを取り戻させるためです。

幼少期から指しゃぶりや口呼吸が続いていたり、舌で歯を押す癖が抜けなかったりすると、口周りの筋肉のバランスが崩れて歯並びが乱れる原因になります。

その改善のために行われるのがＭＦＴです。

ＭＦＴは、ヘッドギア矯正やインビザライン・ファーストのような装置を使わないトレーニングです。

鏡を見ながら、口周りの筋肉を鍛えるためのトレーニングを繰り返すという治療法で、装置を付けることのストレスや恥ずかしさはありません。また、自宅でいつでも好きなときにトレーニングできるため、トレーニングのために生活習慣を変えなければいけないということもありません。

ただし、継続的に続けることと正しい方法でトレーニングすることが必要となります。誤った方法や我流でのトレーニングでは、十分に効果を得ることができません。

そのため、トレーニング内容やトレーニングのやり方を正しく理解できる年齢に達してからスタートすることが理想的です。目安としては、6～7歳くらいに開始するとよいかもしれません。

【外科処置は早くても中学生から】

ヘッドギア矯正、インビザライン・ファースト、ＭＦＴでは短期間で大きく改善させることは難しいため、少しでも早く外科処置を受けさせたいと考える人もいると思います。しかし、歯や骨、あごが未完成のうちに外科処置を行っても、望む結果を得ることはできません。

成長が早い女の子であっても、外科処置を受けられるのは14～15歳くらいになります。男の子の場合、20歳を超えてからのほうが好ましいといえます。

［第３章］

治療の種類とリスクを正しく知って後悔しない！ガミースマイル６つの治療法

ガミースマイル手術の種類と流れ

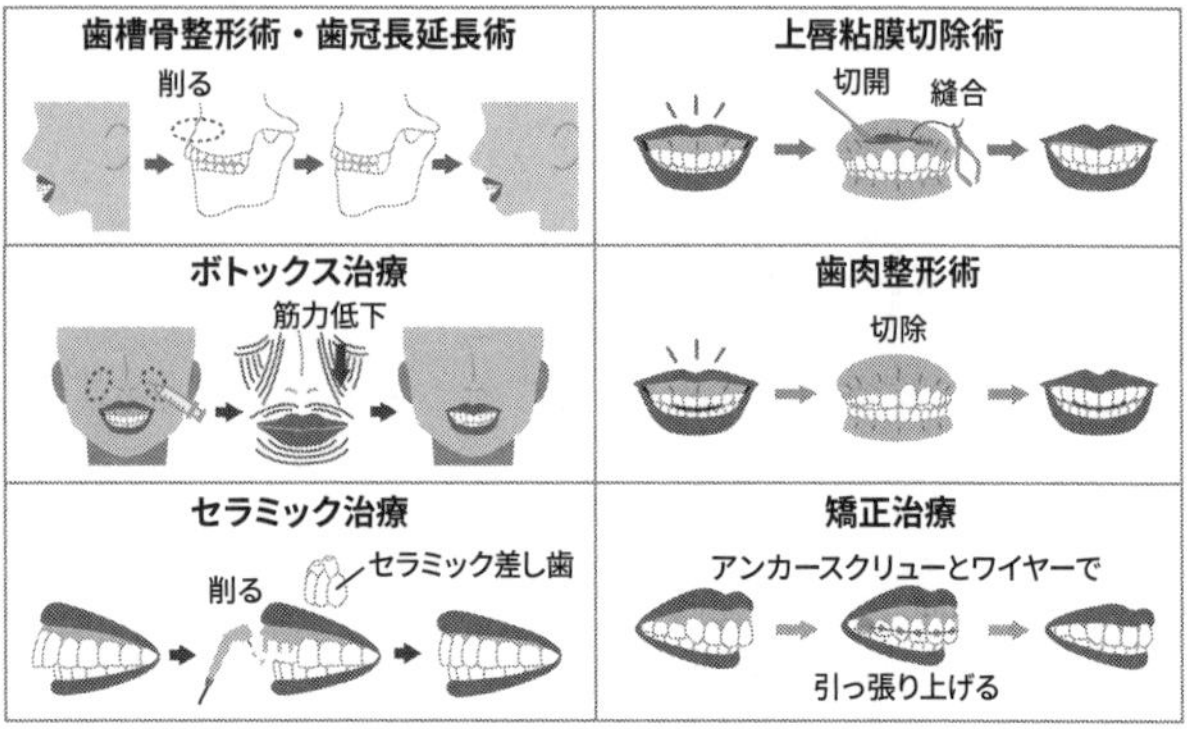

ガミースマイル治療の流れと治療期間

ガミースマイルの治療方法は複数あります。

もともとは外科的治療しか選択肢がありませんでしたが、技術や診断の進歩によって、矯正治療などでも効果が期待できるようになりました。

治療の流れと期間、費用などは、治療方法ごとに異なります。具体的な治療方法を紹介していきます。

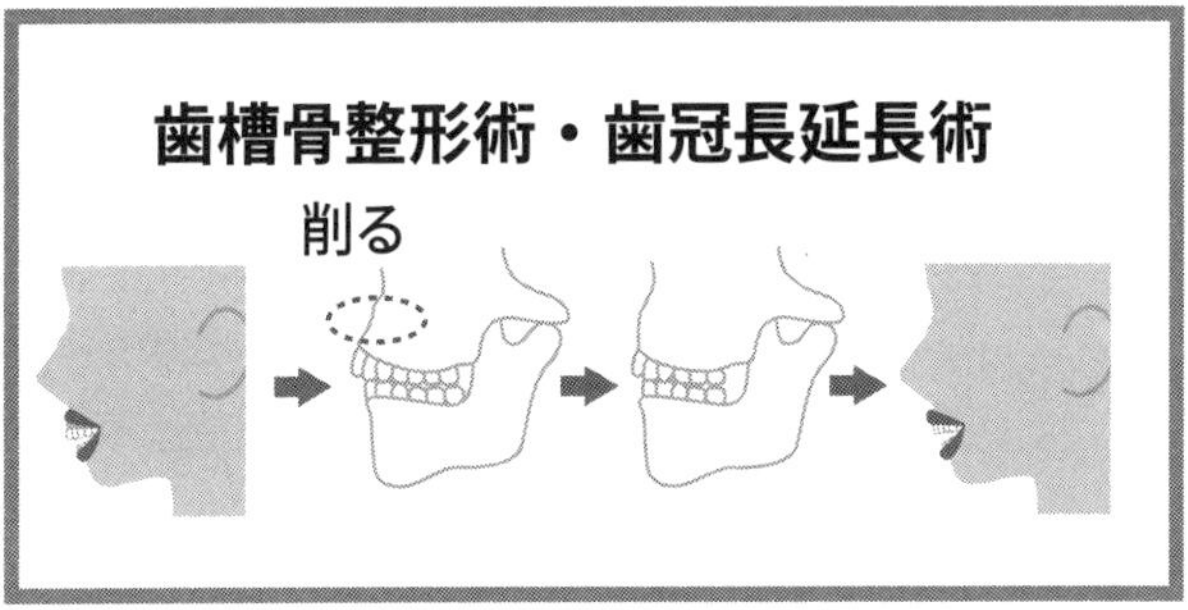

【ガミースマイル治療の種類】

（1）歯槽骨整形術・歯冠長延長術《しかんちょうえんちょうじゅつ》

歯槽骨整形術とは、歯を支えている骨である「歯槽骨」および歯肉を削って整える手術です。骨と歯肉の形態を整えたら縫い合わせて、1～2週間後に抜糸します。

術後に骨や歯茎が後戻りすることはありません。

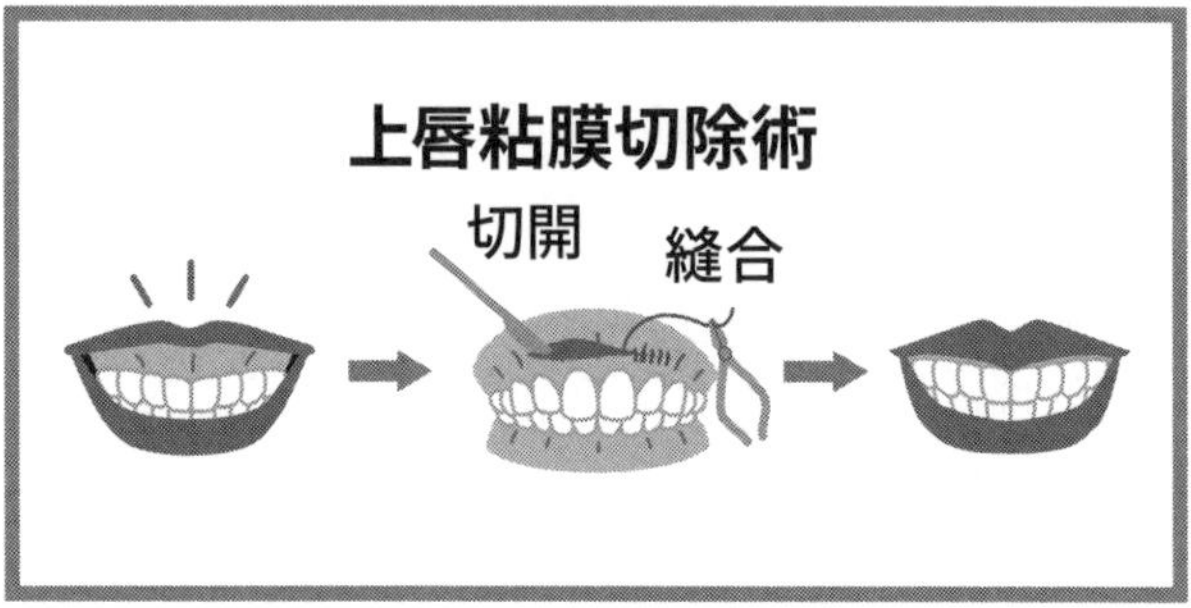

（2）上唇粘膜切除術《じょうしんねんまくせつじょじゅつ》

上唇粘膜切除術は、上唇と歯肉の間にある粘膜の一部を切除して、縫合する施術です。

この施術が適応となるのは、上唇を持ち上げる筋肉が過度に発達しているケースや、上唇が縦に短いケースなどです。

施術を行うと、上唇がめくれ上がりにくくなります。ただし、20％くらいの確率で、術後に後戻りしてしまうことがあります。

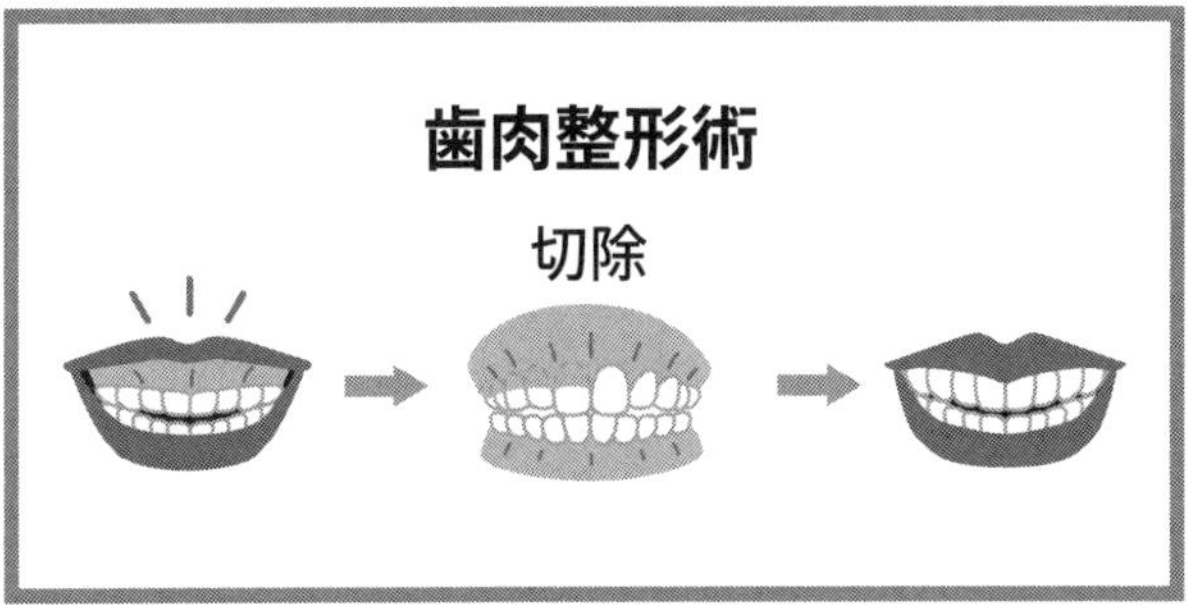

(3) 歯肉整形術

歯肉整形術は、歯肉全体のうち、歯に被り過ぎている部分を切除する施術です。施術を行うことによって、歯肉に隠れていた歯が表に出るため、ガミースマイルが目立ちにくくなります。

歯肉整形術は、歯に被っている歯茎の面積が広過ぎるなど、歯茎に原因があるガミースマイルの治療に有効です。

ただし、歯肉整形術の場合、治療しても元に戻ってしまう可能性があります。

矯正治療

アンカースクリューとワイヤーで

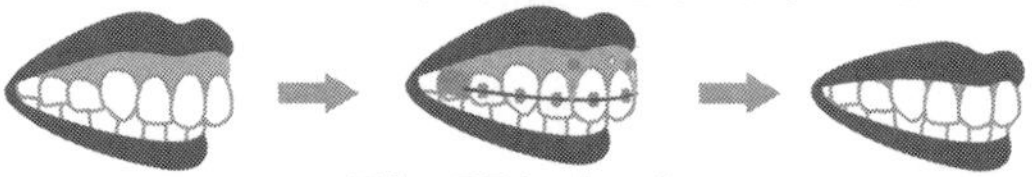

引っ張り上げる

(4) 矯正治療

矯正というと、多くの人が一般的なワイヤー矯正を思い浮かべるかもしれませんが、ガミースマイルの矯正治療にはさまざまな種類があります。ワイヤー矯正だけではなくマウスピース矯正も行い、またそれと同時に、アンカースクリューという治療を併用して行うこともあります。

「歯科矯正用アンカースクリュー」とは、直径1～2㎜、長さ6～10㎜の小さなチタン製のネジのことです。このネジを歯茎の骨に埋め込み、歯を動かす際の土台とすることで、ワイヤーで歯を引っ張って、望む方向に動かすことが可能となります。

歯科矯正用アンカースクリューとは何か

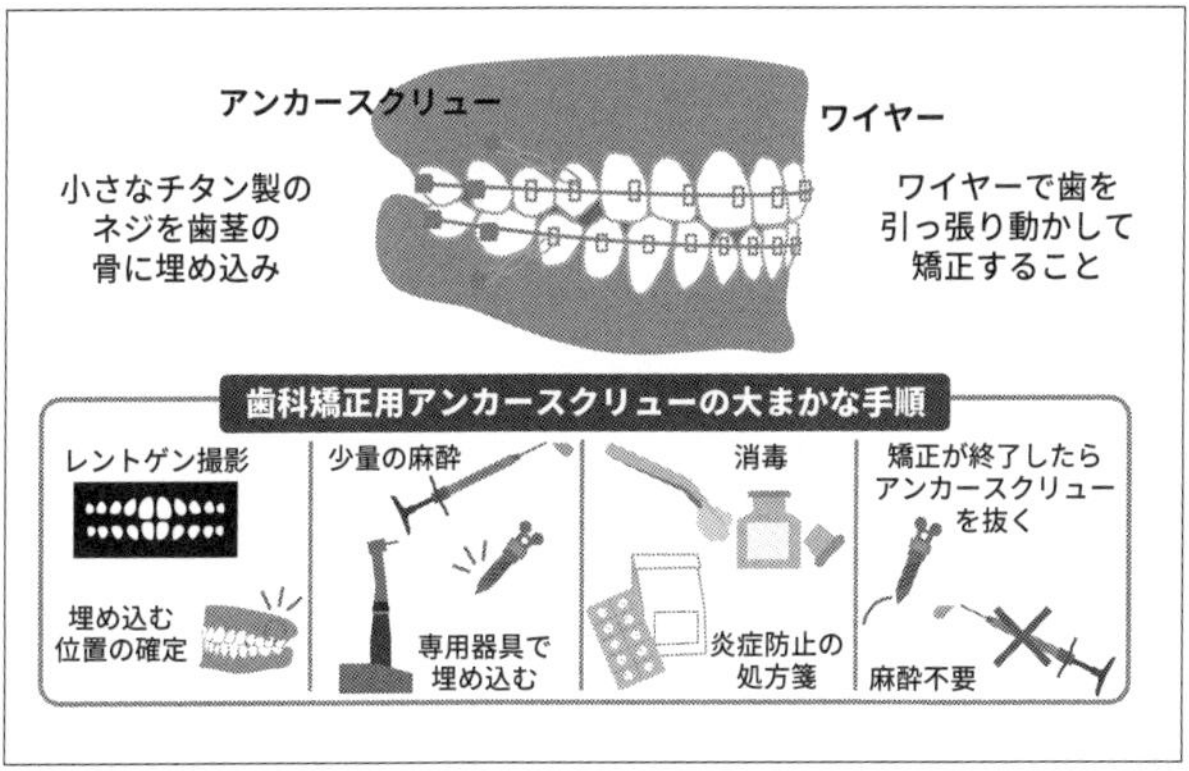

アンカースクリューの素材は安全性が高く、歯茎の骨に直接埋め込んでも、アレルギーなどを起こすリスクはほぼありません。

【アンカースクリュー矯正の手順】

矯正治療で最初に行うのはレントゲン撮影です。撮影には、横顔全体を撮ることができる「セファロレントゲン装置」とＣＴを使います。

セファロレントゲンとＣＴを備えている歯科医院は、全体のおよそ10％以下です。ＣＴを使うことによって、スクリューを埋め込む部位および方向をしっかりと定めることができます。

スクリューを埋め込む部位および方向が決まったら、患部の消毒を行ったのち、少量の麻酔を使用しながらドライバーを使ってスクリューを埋め込んでいきます。
場合によっては、ドリルを用いて誘導孔を形成しますが、基本的にはＤＩＹなどで使うスクリュー（ネジ）と同じ要領で埋め込みます。
埋め込みにかかる時間は10分程度です。

しっかりと埋め込みできたら、患部を消毒して、その日の治療は終了となります。術後の化膿や炎症を抑えるために、抗生物質や鎮痛剤が処方されるので、医師の指示どおり服用します。

矯正が終了したらスクリューを抜く施術が必要ですが、挿入時とは異なり、基本的に麻酔は不要です。歯茎および骨のスクリューが入っていた箇所には穴が開いていますが、数日で元どおりになります。

ガミースマイルの原因となっている歯並び自体が後戻りすることがありません。

【アンカースクリューを用いた矯正のメリット、デメリット】

アンカースクリューを用いた矯正は、矯正が終わってから後戻りすることがないため、個人的にはガミースマイルの治療としておすすめですが、デメリットもあります。どのようなメリット、デメリットがあるのかを事前に知っておくことで、後悔することがなくなります。

アンカースクリューを用いた矯正のメリット

アンカースクリューを用いた矯正のメリットは次のとおりです。

①ワイヤー矯正では難しかった矯正も可能

アンカースクリューを用いた矯正は、スクリューを埋め込む部位や方向を自由に選択できることから、従来のワイヤー矯正では動かせなかった歯を動かすことが期待できます。

②奥歯のことを考えず、前歯を自由に動かすことができる

歯科矯正用アンカースクリューのメリット

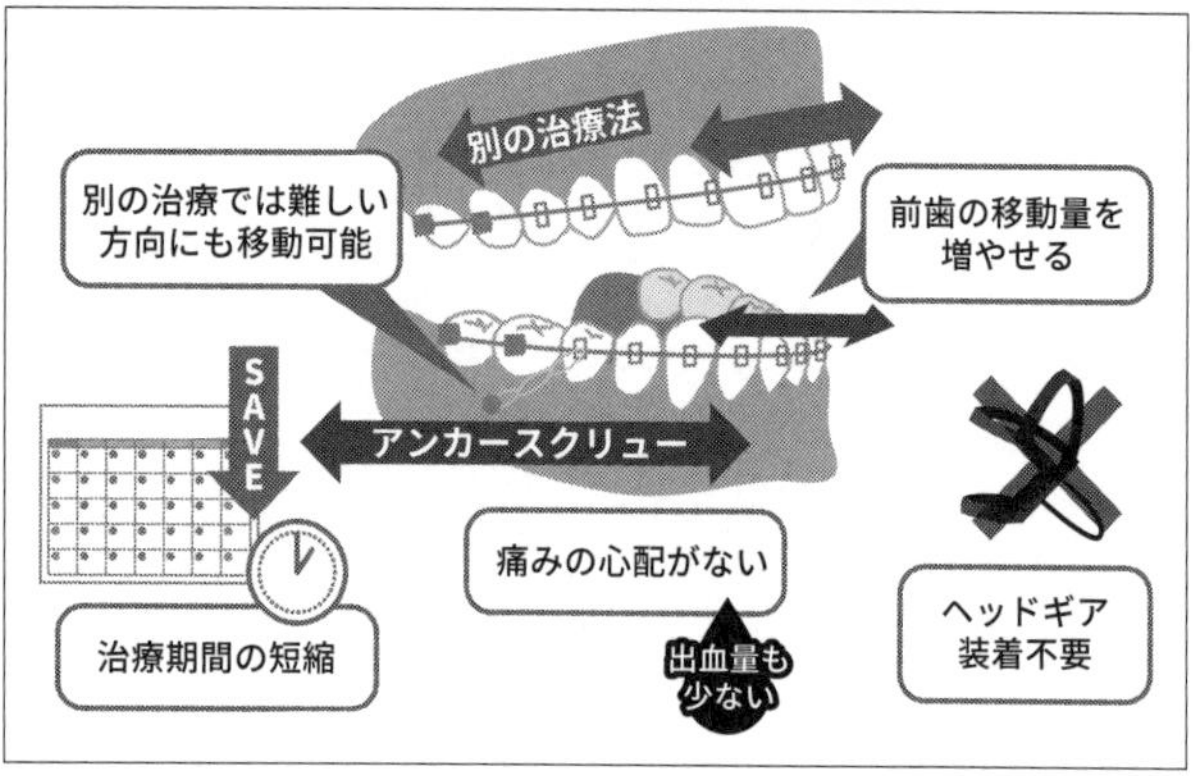

従来のワイヤー矯正は、前歯と奥歯が互いに引っ張り合うため、前歯を動かそうとすると奥歯も動いてしまうというネックがありました。しかし、土台となるスクリューの埋め込む位置を自由に選択できるアンカースクリューを用いた矯正なら、奥歯の動きを気にする必要がありません。

③ 治療期間が比較的短い

奥歯に負担がかかるワイヤー矯正は、ゆっくりと時間をかけて行う必要がありましたが、固定源とする歯が一緒に動かないアンカースクリューを用いた矯正であれば、一度に複数の歯を動かすことができるため、ガミースマイルの治療期間を短縮することが可能です。

④ 痛みが極めて少ない

スクリューを埋め込む際には麻酔を使うため、強い痛みを感じることはほとんどありません。また、出血することも極めて少ないため、術後、すぐに日常生活に戻ることも可能です。

⑤ ヘッドギアなどの装着が不要

従来のワイヤー矯正では、奥歯を固定源としていたため、奥歯が動かないようにほかの装置を使用する必要がありましたが、アンカースクリューを用いた矯正はヘッドギアなどの装置を使用する必要がありません。

ヘッドギアは1日10～12時間程度装着しなければならないため、その必要性がなくなるだけで心身の負担は減少すると考えられます。

アンカースクリューを用いた矯正のデメリット

アンカースクリューを用いた矯正にはデメリットもあります。

①スクリューが取れる場合がある

歯茎および骨に埋め込んだスクリューが取れてしまうことがあります。永久に埋め込んだままのインプラントなどとは異なり、治療が終了したら除去することを前提としているため、抜け落ちやすいという側面があります。

万が一取れてしまった場合には、当初の位置より少しずらした位置に挿入し直すことになります。

②炎症・腫れなどの症状が出ることがある

一時的な炎症や腫れであれば時間の経過とともに治まりますが、まれにスクリュー周辺に感染症が引き起こされる場合があります。それを防ぐためにも、スクリューを埋め込んだのちに適切な処置を行うことが大切です。

③ 術後、数日間は違和感を覚えやすい

スクリューを埋め込んでから数日間は、口の中に違和感を覚えることがあります。しばらく経過すると慣れてきますが、人によってはストレスを感じる場合もあります。

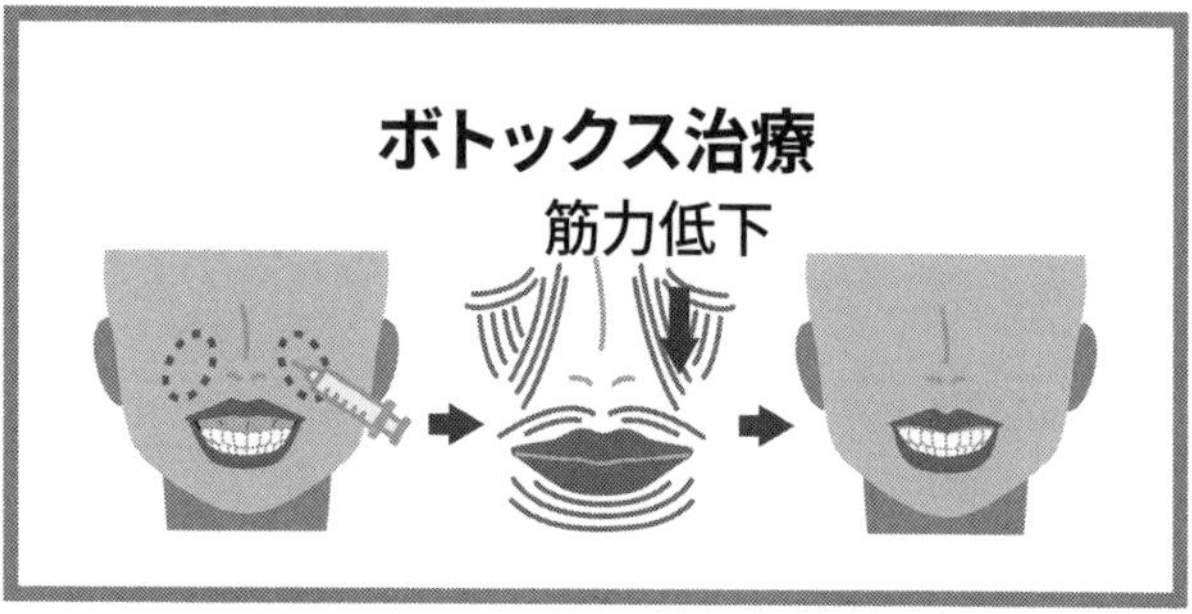

(5) ボトックス治療

外科的治療でも矯正でもない治療の一つとして、無毒化したボツリヌス菌を小鼻の脇に注入する「ボトックス治療」があります。

ボトックス治療を行うと、筋肉が麻痺して、上唇がめくれ上がりにくくなります。この施術は、外科的治療の一つである「上唇粘膜切除術」同様、唇に原因があるガミースマイルの患者さんに適用されます。

ボトックス治療は、基本的に注射を打つだけなので施術にかかる時間は短く、痛みも少なくて済みます。

一方、持続期間に限りがあるというデメリットがあります。ボトックスの持続期間は、個人差もあるので一概にはいえませんが、４～６カ月です。

そのため、根本的な解決策にはならず、ボトックスが効いた状態を維持するためには定期的に注射を打ち続ける必要があります。

ボトックス注射を打った箇所が青あざになる場合などもあるので、メリット、デメリットをよく理解したうえで、施術を受けるかどうかを決めることが重要です。

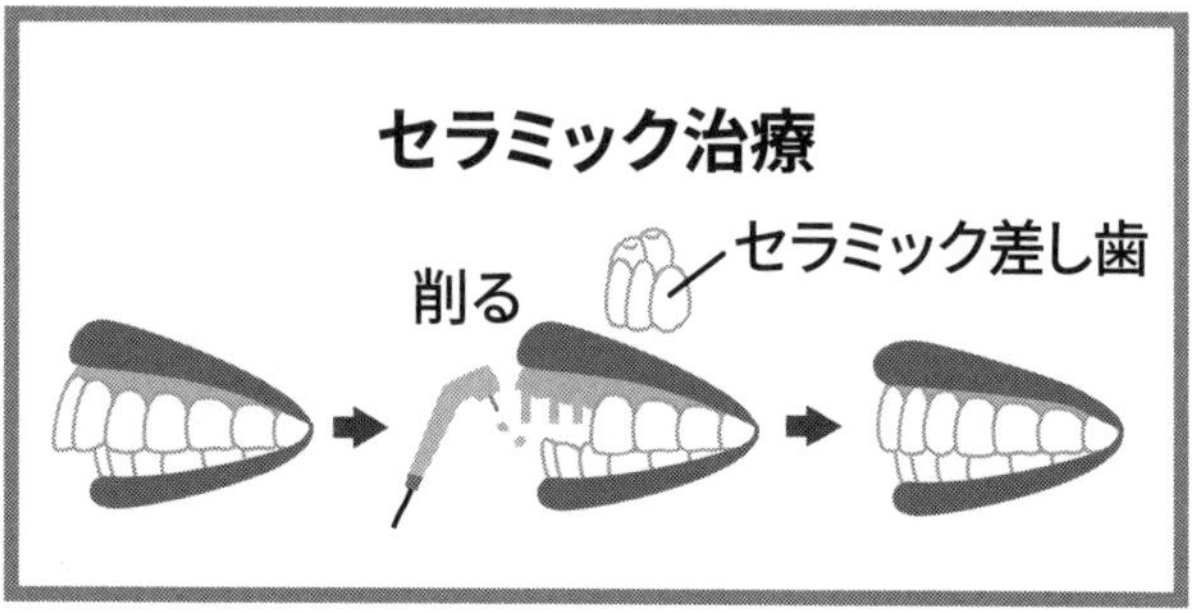

(6) セラミック治療

セラミック治療は、歯を削ってセラミックを被せる、または貼る治療法です。

歯肉整形術と併用してセラミック治療を行うと、歯の色や形、大きさ、歯並びなども改善することができます。

生まれつき歯のサイズが小さい場合などにも適用される治療法です。

ガミースマイル治療で考えられる6つのリスク

ガミースマイルにはさまざまな治療法があり、治療法ごとにさまざまなメリットがありますが、同時に、デメリットやリスクも存在します。

① 唇の動きが悪くなる

唇に起因しているガミースマイルの場合、上唇粘膜切除術またはボトックス治療が適用されるため、術後、唇の動きが悪くなることがあります。ただし、ほとんどの場合、施術からしばらくすると違和感なく唇を動かせるようになります。

② 上唇が左右非対称になる

上唇粘膜切除術を行った結果、切開箇所などによっては、唇の山が左右非対称になることがあります。

周りから見てひと目で非対称と分かるケースはほとんどありませんが、本人が鏡を見たときに気になると感じることは多いです。

③鼻の穴の位置が変わる

こちらも上唇粘膜切除術におけるリスクで、上唇が左右非対称になるのと同様に、ひと目で分かるような大きな変化ではありませんが、本人が鏡を見て気にするケースがあります。

④知覚過敏

歯肉整形術などを行ったことで歯の根元が露出すると、知覚過敏の症状が出ることがあります。

そのほか、外科的治療によって上あごの神経に支障が出たことが原因で、知覚過敏を発症することもあります。

⑤しびれ

歯槽骨整形術、歯肉整形術の施術中、施術部位に損傷が起こると、術後、しびれや違和感が続くことがあります。

⑥ 後戻り

施術によっては、治療後、施術前の状態に戻ってしまう可能性もあります。

特に、ボトックス治療と歯肉整形術は元に戻る可能性が高いので、完治を目指したい人は最初からこれらの治療法を選ばないのが賢明です。

歯肉整形と並行して行われる「セラミック治療」の落とし穴

歯茎に問題があるガミースマイルの場合、美容外科などでは、「歯肉整形」と並行して「セラミック治療」が行われることがあります。

「歯肉整形」は、電気メスやレーザーなどを使用して歯茎を2~3㎜程度切除し、不ぞろいなラインをカットして、見た目を整える治療法です。

この治療法は、歯茎が大きく被さっていて、歯が小さく見える場合に適しているとされています。

なぜ、適していると「されている」と表現したかというと、本来ならまずは歯の位置を正しい位置に移動させることが、最も理想的な治療法だからです。

しかし、多くの患者さんが「一刻も早くガミースマイルを治したい」という思いを抱えていることもあって、その要望に応えるためにいきなり歯肉整形を行う美容外科などが多く存在するのが実情です。

ちなみに、私のクリニックでも歯肉整形の治療は行いますが、血液循環の結果、元どおりになる可能性が高く、単独で行うことはあまりありません。

「セラミック治療」は、歯肉整形を行った際、歯茎の後戻りや露出部分が大きくなり知覚過敏を発症する場合があります。これを防ぐために歯肉整形と並行して行われる治療法のことです。

歯肉整形およびあごの骨を切除する骨形成を行ったのち、歯の根っこが多く露出するという問題点を改善するためにセラミック治療を行うケースが多いですが、医学的観点からすると、このような治療法はたいへん危険です。歯肉整形を行ったあとは4～6カ月はそのままにしておかないと、歯茎が完全に引き締まらないためです。

待つ期間を経ずに被せ物をしてしまうと、境目が赤くなるうえ、一生そのままになってしまいます。つまり、一生、歯周病と付き合っていくということです。

実際、このようなずさんな治療を行っている美容外科は存在するので、患者さん側が正しい知識を有し、誤った治療を受けることを防ぐのはとても重要です。

治療についてよくある質問

私のクリニックには、連日、ガミースマイルの治療に関してさまざまな質問が寄せられます。

よくある質問の一つに、「他院で治療中ですが相談に乗ってもらえますか？」「他院で治療中なのですが、治療の進捗に納得できないので、治療の乗り換えを受け入れてもらえますか?」というものです。

他院で治療中の患者さんの相談、または他院からの乗り換えに関しては可能ではありますが、他院での治療を終えないまま治療することはできません。

また、現在受けている治療、もしくは過去に受けた治療が原因で、ガミースマイルの症状が悪化している場合、最初から私のクリニックで治療したケースと比べて、治療時間が大幅に長くかかることがあります。

さらに、他院での外科的処置後の状態が落ちつくまでは、新たな治療に着手できない場合もあります。

これは、なにも私のクリニックに限ったことではなく、理想の状態にいち早く近づけるためには、「待つ」時間も必要です。ベストなタイミングで施術に着手できるよう、主治医としっかり相談することが重要です。

また、相談した医師が正しいアドバイスをしてくれているかどうかに限らず、「その意見には賛同できない」「医師の言うとおりリスクが高いとしても、一刻も早く治療を開始してほしい」と希望される人もいます。

早く治したいと焦る気持ちは十分理解しますが、担当医のアドバイスに納得できない場合、まずはセカンドオピニオンに耳を傾けてみることをおすすめします。ただし、2人以上の医師に話を聞いた結果、「自分にとって都合のよいアドバイスをしてくれた人を信じる」ということのないよう心掛けたいところです。この本を参考にしながら、どういう選択がベストであるのかをしっかりと考えてほしいと思います。

もう一つよくある質問として、「地方からでも通院可能ですか?」というものがありますが、結論からいうと可能です。ガミースマイルの治療を行っている医療機関はまだ多くはないので、自分が住んでいるエリアでは、納得のいく治療を受けられる医療機関が見つからない場合もあることはよく分かります。

何度も通院するのは金銭的にも時間的にも負担が大きくなるので、無料通話アプリ(LINE)などをうまく活用すると、来院回数を最小限に抑えることができます。

クリニックを選ぶにあたっては、そうした要望に柔軟に応えてくれるかどうかもチェックできるほうがよいでしょう。

［第4章］

笑顔が変われば人生が変わる！
事例で学ぶガミースマイル治療

ガミースマイルの治療方法と具体例

ガミースマイルや逆ガミースマイルを治療によって改善し、魅力的な笑顔を手に入れた人たちはたくさんいます。

事例としてガミースマイルおよび逆ガミースマイルの治療が必要となる状態は、次の4つのパターンに分けられます。

① 唇に問題がある
② 歯茎（骨）に問題がある
③ 歯の位置に問題がある
④ ①～③の複合

実際は「唇に問題がある」と「歯の位置に問題がある」や、「歯茎（骨）に問題がある」と「歯の位置に問題がある」などの複合が非常に多く、それがガミースマイルや逆ガミースマイルの治療を難しくしています。

複合パターンの場合、一つひとつ順序立てて治療を行っていく必要があるので、複合でない場合に比べて若干、時間がかかります。

しかし治療を始める前に入念に検査を行い、綿密な治療計画を立てることで期待どおりの口元にすることは可能です。大切なことは決して諦めず、信頼できる歯科医師とともに治療への一歩を踏み出すことです。

次のページから私が手掛けた症例について説明します。プライバシーの問題もあり口元だけを写した写真を掲載していますが、治療前と比べ治療後は顔全体の雰囲気が明るく美しくなっていることが容易に想像できると思います。

ガミースマイルや逆ガミースマイルの治療は、ただ口元を美しく整えるだけではなく、まさに人生を変える治療なのです。

【事例1】 40代女性
タイプ：歯茎（骨）に問題がある
治療法：歯槽骨整形術＋歯冠長延長術

この患者さんは歯の位置に問題はありませんでしたが、歯茎の盛り上がりが目立っていたため外科的処置を行いました。術後写真は施術から3カ月後のものです。
手術後メスを入れた箇所が安定するまでの間は、口を大きく開けて笑うことはできませんが、1カ月を経過する頃には状態が安定してきます。さらに3カ月も経つ頃には笑顔も自然になってきます。

このケースでは歯槽骨整形と同時に歯冠長延長術を行いました。それにより笑顔の表情をつくったとき、白い歯の美しさが際立つようになっていることがよく分かる事例です。

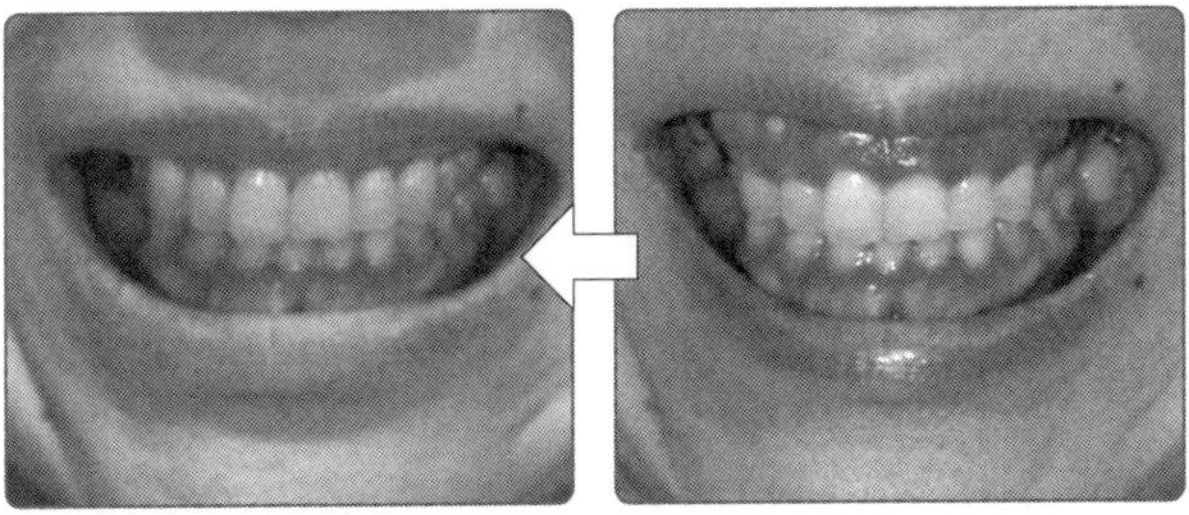

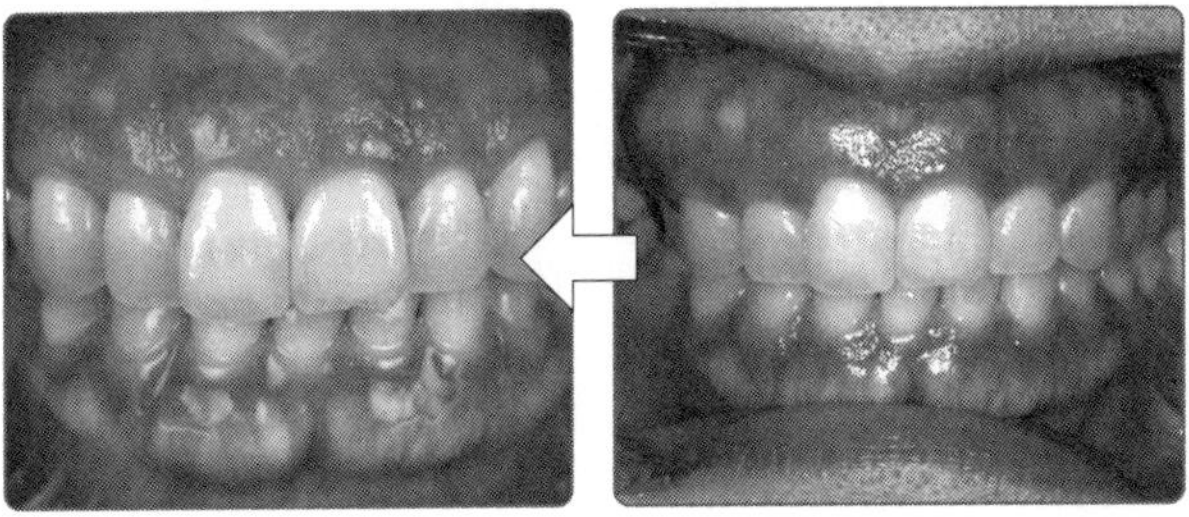

【事例２】 20代女性

タイプ：歯茎（骨）に問題がある

治療法：歯槽骨整形術＋歯冠長延長術

この患者さんは歯と歯の間に隙間がありましたが、それに関してはご本人が気にならないというので、矯正は行わずに外科処置のみで対応しました。

ご本人にすきっ歯も治したい希望がある場合は、まず矯正からスタートします。完璧な口元を目指すのであればすきっ歯の矯正も行いたいところですが、患者さんの多くは少しでも早くガミースマイルを治したいという希望をもっています。この患者さんの場合も、すきっ歯を治療する工程は不要というご本人の希望を大切にして、最初から歯茎にメスを入れることにしました。術後写真は、施術から2カ月後のものです。

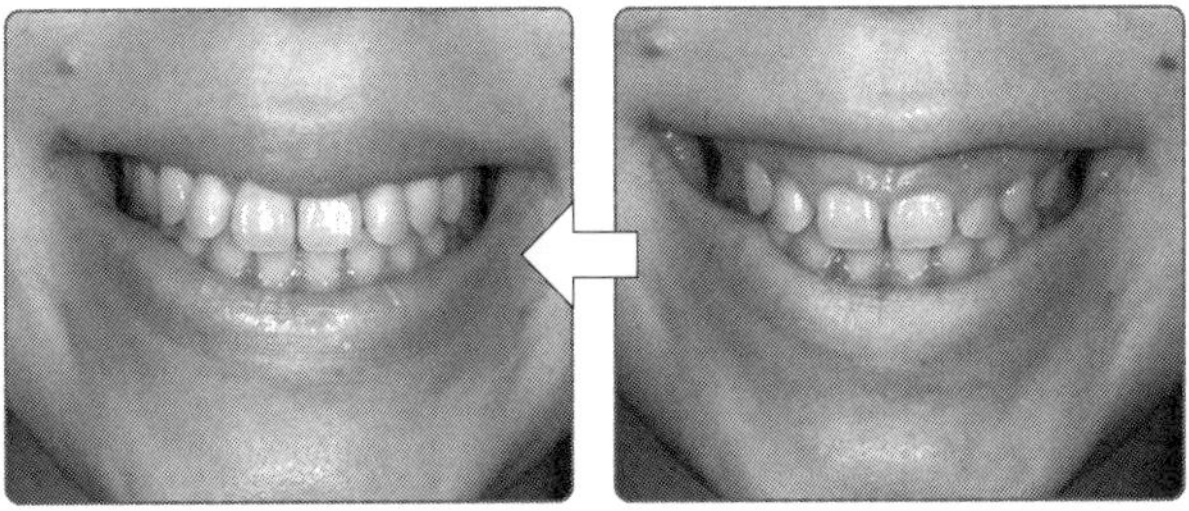

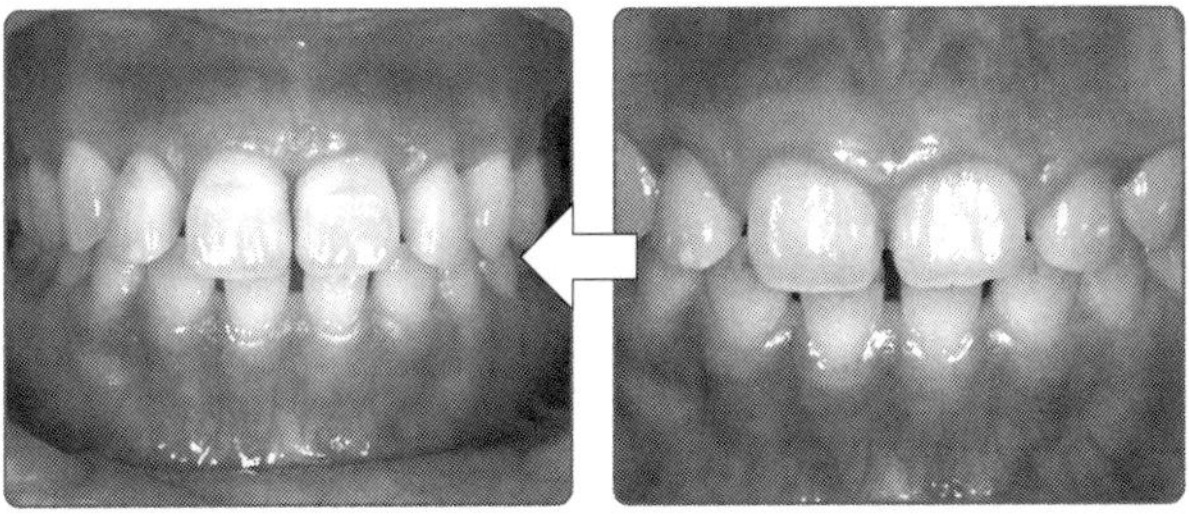

術後2カ月で自然に笑えるようになりましたが、術後の写真のとおり、すきっ歯は治っていないままです。しかしながら見える部分の歯が長くなり歯茎が見えなくなったことから、口元の印象が大きく変わっています。

【事例3】 20代女性
タイプ：歯茎（骨）に問題がある
治療法：上唇粘膜切除術

この患者さんは術前の状態を確認したところ、上唇粘膜切除術のみで理想の状態の80%まで到達可能と判断しました。

歯冠長延長術も組み合わせれば、残りの20%もクリアできて１００%近くまで達成できるものの、少しでも早くガミー状態を解消したいというご本人の希望を尊重し、上唇粘膜切除術のみを実施しています。

上唇にだけ手を加えたため、歯そのものの長さは変わっていませんが、それでも術前と比べると大幅に見え方が変わっていることが分かると思います。

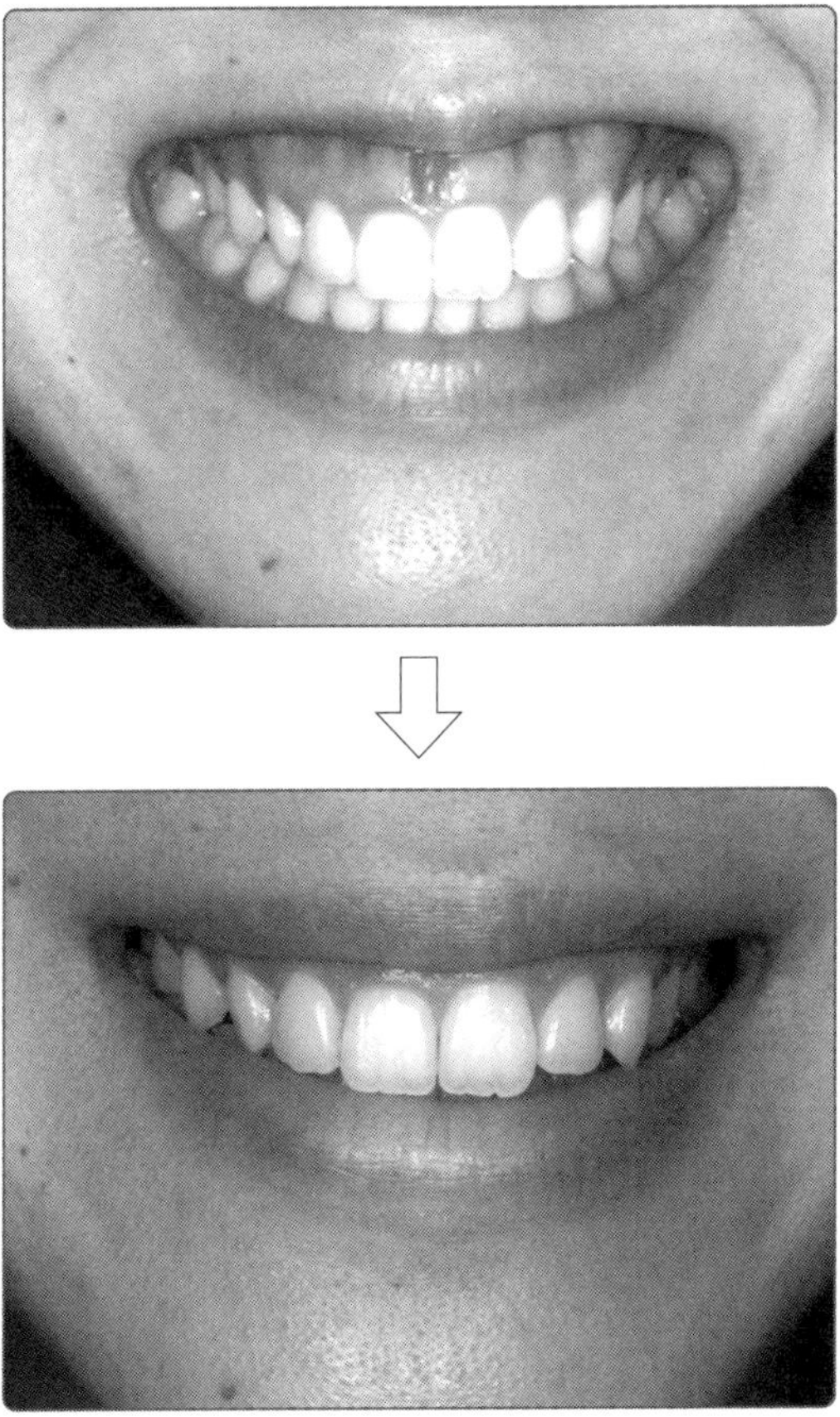

【事例4】 30代女性
タイプ：歯茎（骨）に問題がある
治療法：上唇粘膜切除術

写真の患者さんは、術前は上の歯茎がしっかり見えていることから笑顔に自信がもてないという悩みをおもちでした。上唇粘膜切除術により歯茎の見え方が改善し、上唇の厚みのバランスがよくなり、口角がきれいに上がるようになったことで、自然な笑顔がつくれるようになりました。

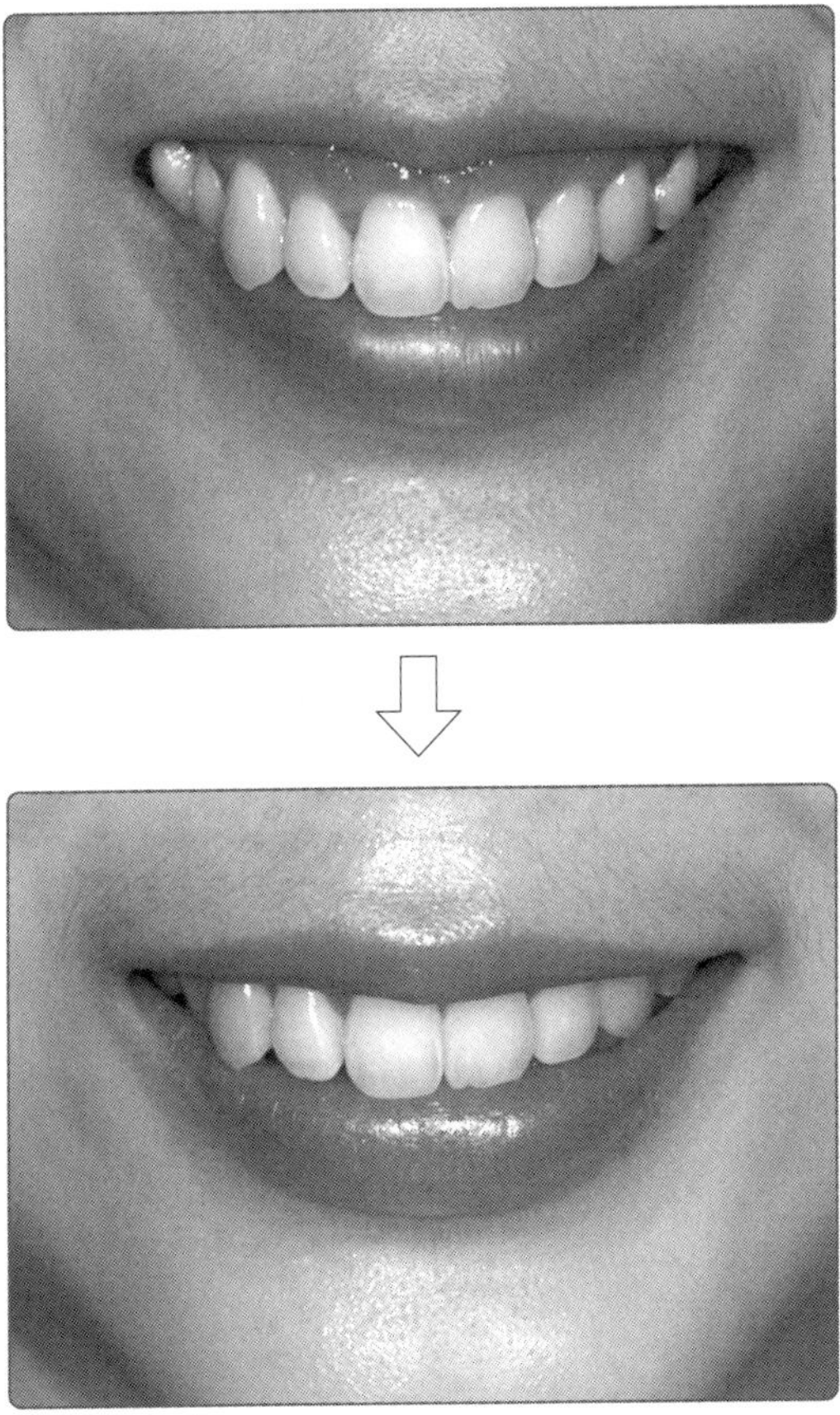

【事例5】 60代女性
タイプ：歯の位置に問題がある
治療法：歯肉整形術

表面麻酔をして電気メスで歯肉を削る歯肉整形術では、見た目が大きく変わるわけではないので、ガミースマイルの根本的な解決方法とはいえません。

しかしこの患者さんの主訴がガミースマイルではなく噛み合わせであったことから、歯茎に対する見た目の改善は最低限のみ行い、まずは歯肉整形術を実施しました。

歯肉整形術後、3日〜1週間で歯茎の状態が落ちついたところで、患者さんの主訴である噛み合わせを改善するために矯正を開始しています。もともとの歯並びに大きく問題があったため矯正には多少時間がかかりましたが、開始から2年後には写真の状態にまで美しい見た目になりました。

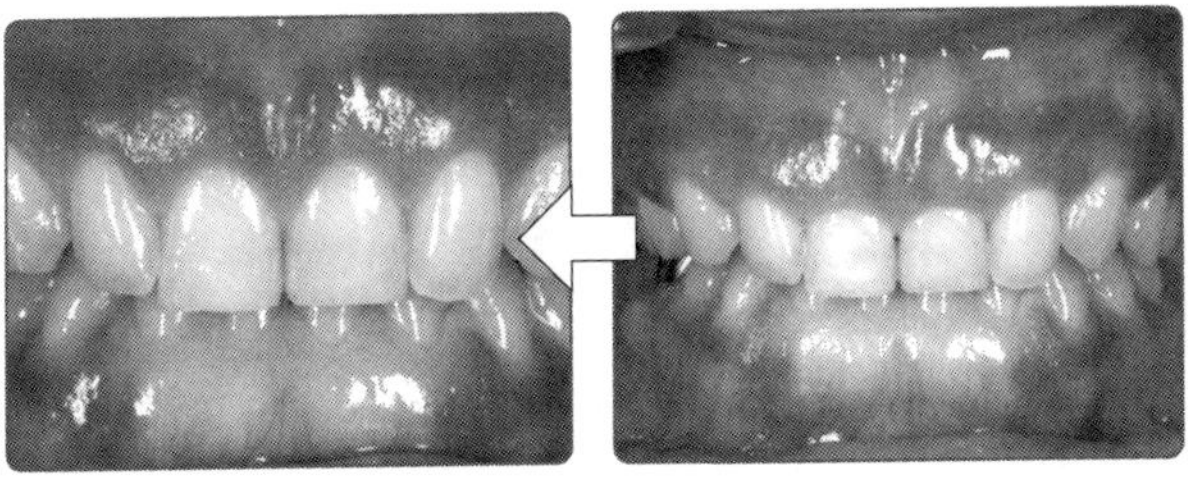

噛み合わせに問題があると噛むたびにあごに負担がかかって顎関節症を招いたり、咀嚼力が落ちることで胃の負担が大きくなったり、全身にさまざまなトラブルが発症します。実際噛み合わせとガミースマイルを両方、一度に治したいという相談も多く寄せられています。

噛み合わせを治すだけでも矯正治療に時間がかかるのに、そのうえガミースマイルを治すとなるとますます長期間の通院が必要なのではないかと治療をためらう人も多いと思いますが、医師としっかり相談し綿密に治療計画を立てることで、効率よく治療のプロセスを進めることも可能です。

私のクリニックでも患者さんの家庭環境や仕事の状況、ライフスタイルなどを考慮しながら、一人ひとりに適した治療計画を立てることを心掛けています。

【事例6】 40代女性
タイプ：歯の位置に問題がある
治療法：矯正治療

この患者さんは、歯茎はそこまではっきり見えているわけではありませんでしたが、美意識が高く、また人前に出る機会が多い仕事に就いていることもあり、見た目を改善するために来院しました。

術前の状態をチェックすると左前歯に八重歯があったため、歯茎のラインを整えるには歯の位置を調整する必要があると判断しました。

矯正治療を始めて約半年で術後写真の状態にまでもってくることができました。外科的な処置はいっさい行っていませんが、八重歯を正しい位置に動かすだけで唇の見た目も大きく変わっていることが分かります。

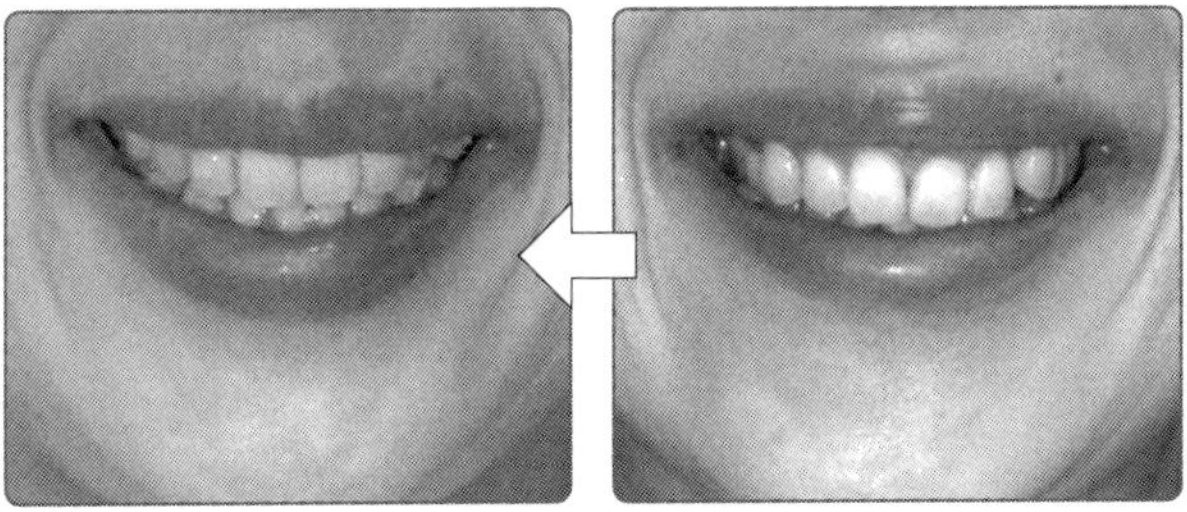

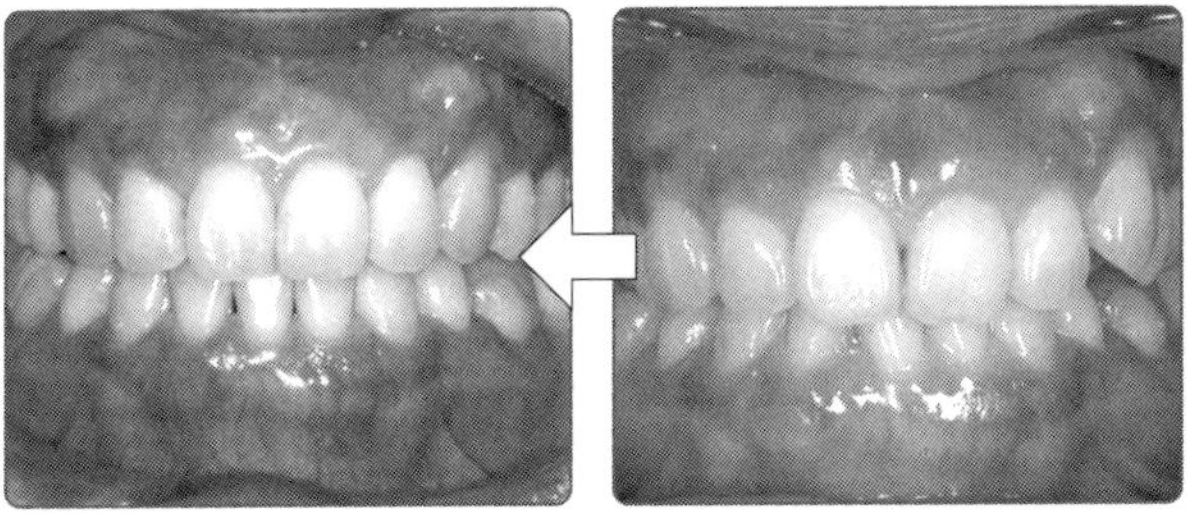

【事例7】 60代女性
タイプ：歯の位置に問題がある
治療法：矯正治療

この患者さんは、上の歯茎の見え方を気にして私のクリニックを受診しました。治療前の状態を確認したところ、歯茎の見え方を変えるためには歯の位置を正しい状態にもっていくことが必要であると判断しました。

この写真では口の奥までは見えませんが、前歯だけでなく奥歯も矯正しています。矯正期間は10カ月弱で、矯正治療後は上下ともにたいへん美しく整った状態になりました。

10カ月後の写真を見ると分かるとおり、口元だけでなくフェイスラインや肌の質感まで変わっています。フェイスラインはすっきりシャープになり、肌の色艶も美しく変わりました。

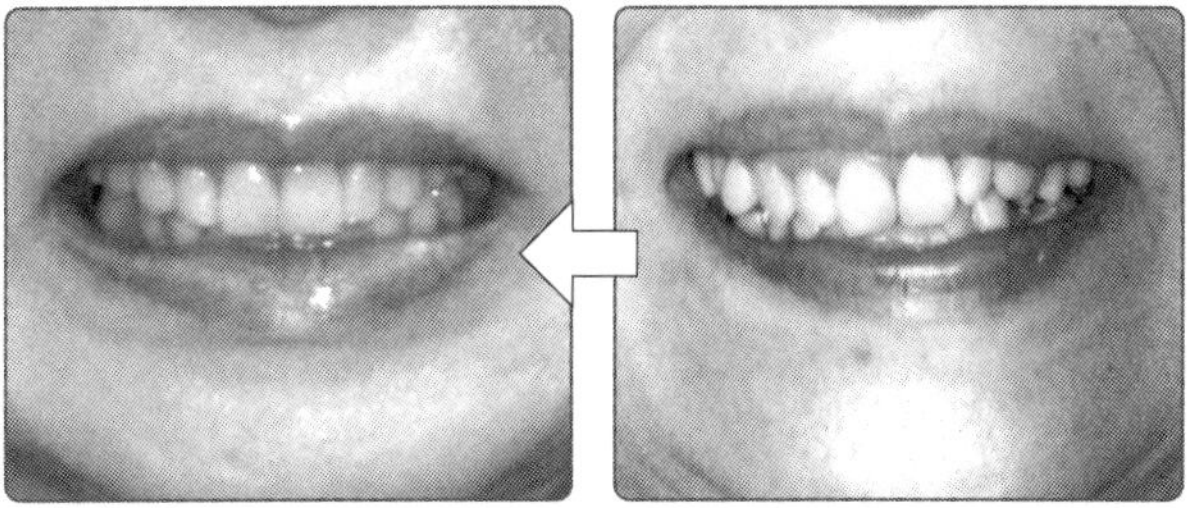

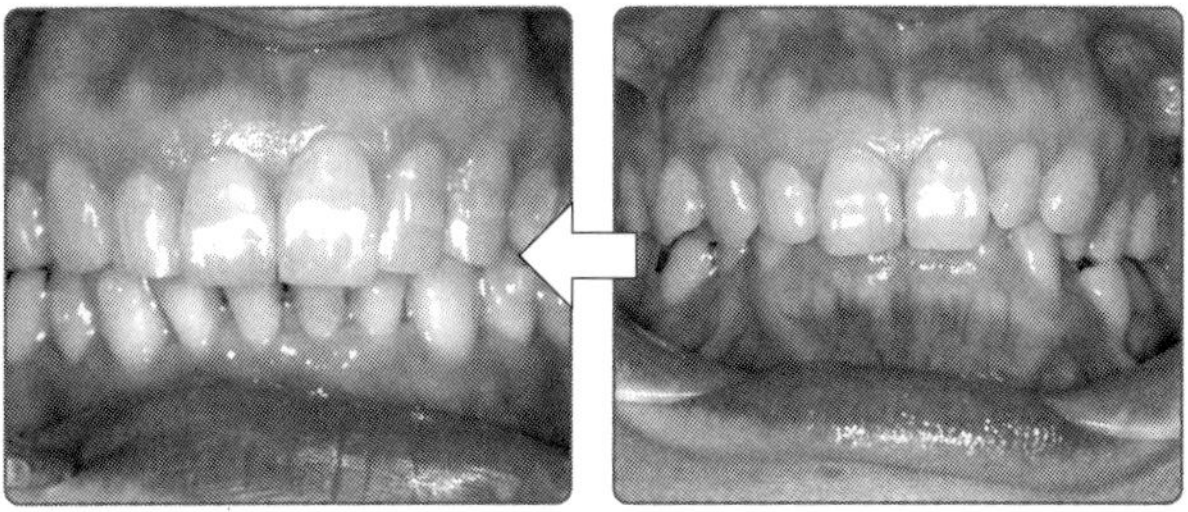

矯正治療を進めるにつれて口元に自信がついていったことから、顔全体の雰囲気も美しく変化していった好例だといえます。

【事例8】 10代女性

タイプ：歯茎（骨）に問題がある＋歯の位置に問題がある

治療法：矯正治療＋歯冠長延長術＋歯槽骨整形術

この患者さんは他院から転院してきた女性です。他院で矯正治療を行い、歯並びは良くなったとのことでしたが、今度はガミースマイルになってしまったのではないかと気になり、担当の矯正歯科医師に相談したそうです。しかし、歯茎の見た目までは治せないと治療を終了されてしまい、セカンドオピニオンを求めて他県から来院しました。

実際のところこの女性のように矯正治療を行っている最中にガミースマイルになる、あるいはガミースマイルが目立つようになるケースは少なくありません。なぜそのような患者さんが多いかというと、多くの矯正専門医は矯正治療を始める前の段階で矯正後にこのような状態になることを予測できないためと考えられます。残念ながらガミースマイルに対する認識不足や勉強不足といわざるを得ませんし、そこで治療を終了してしまうのは、歯科医師としての責任

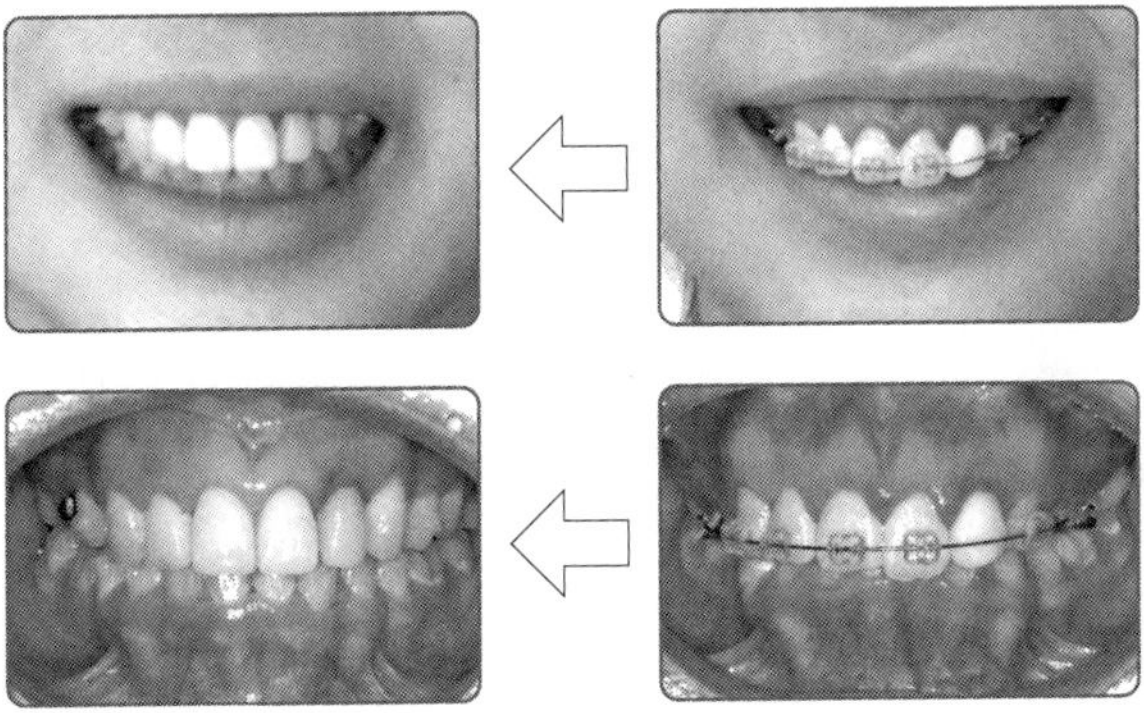

感が疑われてもやむを得ないことだと思います。

この患者さんは他院ではワイヤー矯正を行っていましたが、私のクリニックではまず、そのワイヤーをすべて外しマウスピースによる矯正治療を始めました。矯正治療の目的は、歯を後方に大きく移動させることです。

矯正治療が一段落したところで歯冠長延長術と歯槽骨整形術を行いました。さらに完璧な状態にまでもっていくために、外科処置の状態が落ちついたあと再び矯正を開始しているので、写真の状態に至るまでにトータルで2年半かかっています。

時間は多少かかりましたが、非常に美しく仕上がっており、完璧な仕上がりを求め現在も治療を継続中です。

他院で治療を終了された時点で諦めず、粘り強く治療法を模索し続けたことが大きく功を奏した実例です。

【事例9】 40代女性
タイプ：歯茎（骨）に問題がある＋歯の位置に問題がある
治療法：矯正治療＋歯冠長延長術＋歯槽骨整形術

この患者さんの主訴は、上の歯茎の露出と鼻の下のシワを改善したいというものでした。状態を確認すると、前歯の噛み合わせが悪く犬歯がまっすぐ生えていないことから、見え方を良くするだけでは根本的解決にならないと判断しました。

そこで最初に4～5カ月かけて矯正治療を実施しています。矯正専門医が矯正治療する際はワイヤーを使いますが、私のクリニックでは0・1㎜単位で正確に移動させるためにマウスピースを採用しています。

歯の位置を完璧な場所に動かしたあと、歯冠長延長術と歯槽骨整形術を行うことで歯茎の状態も〝完璧〟を追求することができます。また歯茎の形を整えたことで、患者さんが

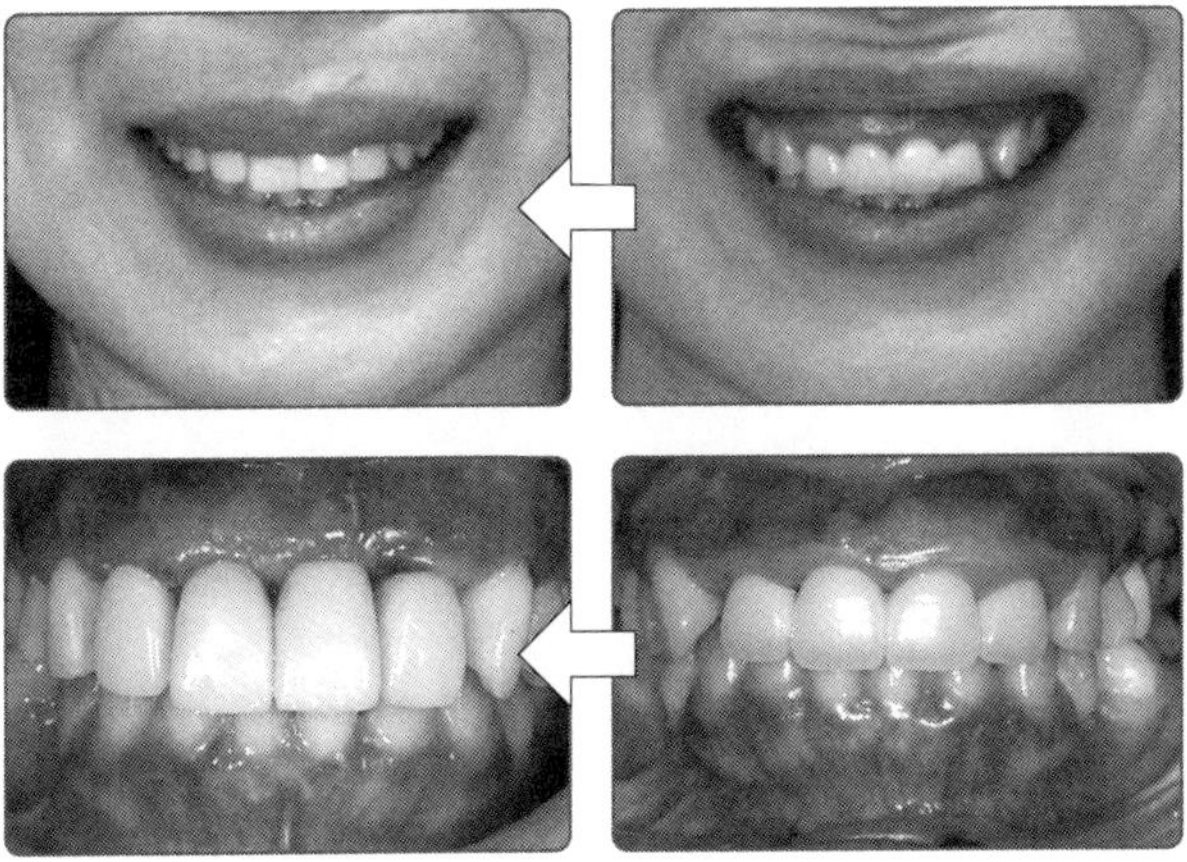

気になっていた鼻の下のシワもすっきり改善しています。

歯茎のラインと骨の厚みが整ったことでその上に被っている皮膚に余計なシワができないようになりました。

長年コンプレックスだった横ジワがきれいに解消されたことで、非常に喜んでいました。

【事例10】 20代女性
タイプ：歯の位置に問題がある＋唇に問題がある
治療法：矯正治療＋上唇粘膜切除術

この患者さんは上の歯茎の見え方を気にして私のクリニックを受診しました。

まず上の歯の歯茎内部の状態をレントゲンで確認したところ、理想より前方かつ下に位置していたため、後方かつ上に引っ張る矯正治療から開始しました。

矯正治療では、歯を歯茎の中に埋め込ませることになるので、結果的に矯正治療後は歯茎が余った状態になります。その状態に至ったら、今度は余計な部分の歯茎を切除していきます。

ちなみに上唇粘膜切除術が必要かどうかの一つの判断基準は、笑った状態において口角を結んだ線が水平ではないということです。彼女と同じような口元の見え方で手術が必要

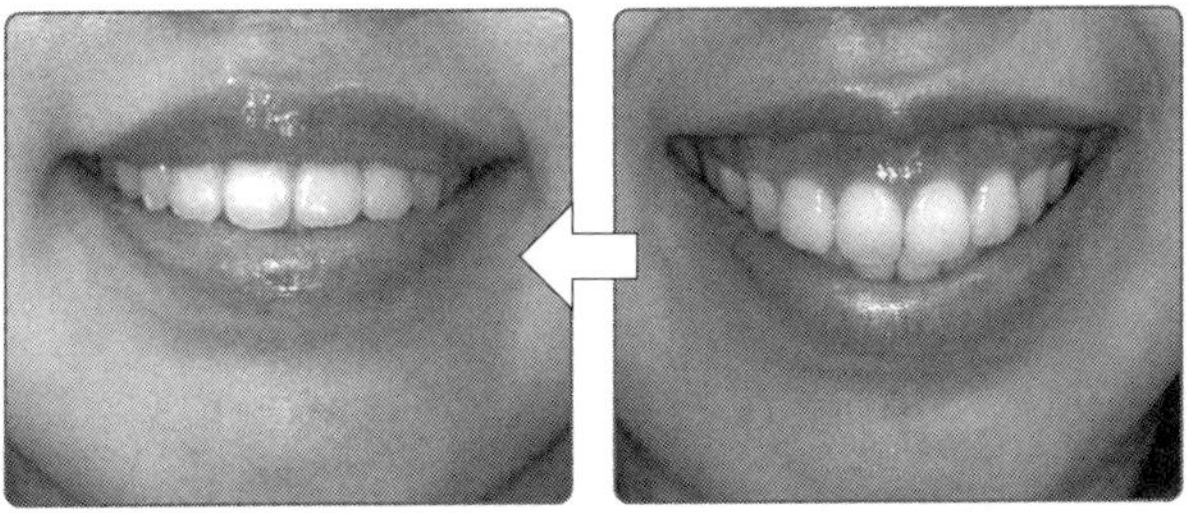

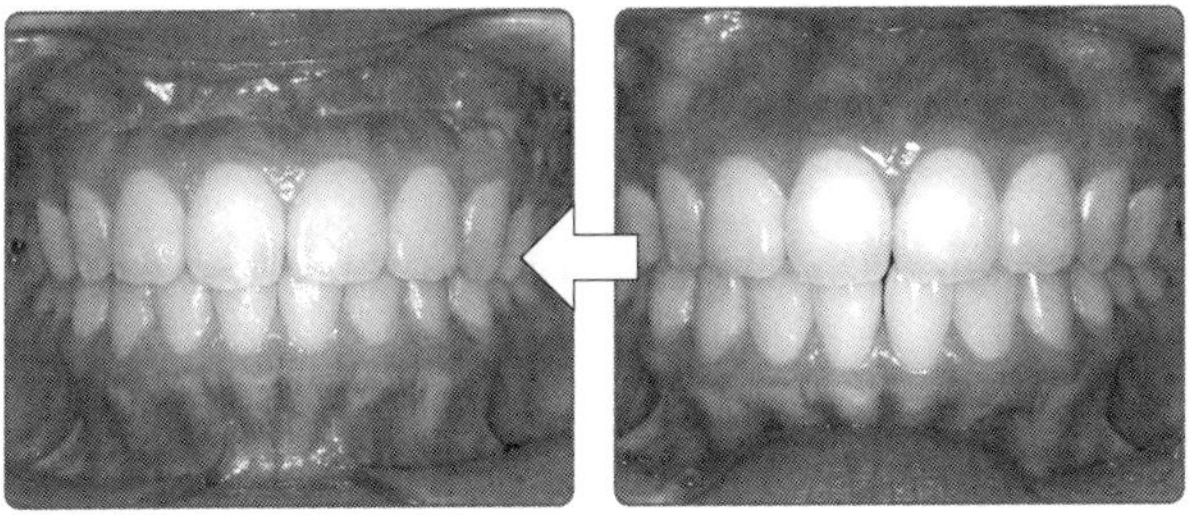

かどうかを知りたい人は、写真を撮って確認する方法もあります。ただし最終的な判断は歯科医師でなければできません。あくまでも目安として覚えておいてください。

【事例11】 50代女性
タイプ：歯の位置に問題がある
治療法：歯冠長延長術＋歯槽骨整形術＋セラミック治療

この患者さんは、他院でセラミック治療を行ったのちガミースマイルが気になるということで私のクリニックに来院しました。しかし状態を確認したところ、ガミースマイル治療のためには歯の長さや歯の先の位置を変える必要があると判断しました。そのためまず歯冠長延長術および歯槽骨整形術を実施して、術後の状態が落ちついたところでセラミックを入れ直しました。

二度セラミック治療を行わなければならないため通常より時間もお金もかかり、患者さんは悔しい思いをされたことでしょう。

「セラミックの美しい歯に換えたい」と「ガミースマイルを治したい」という2つの願望が

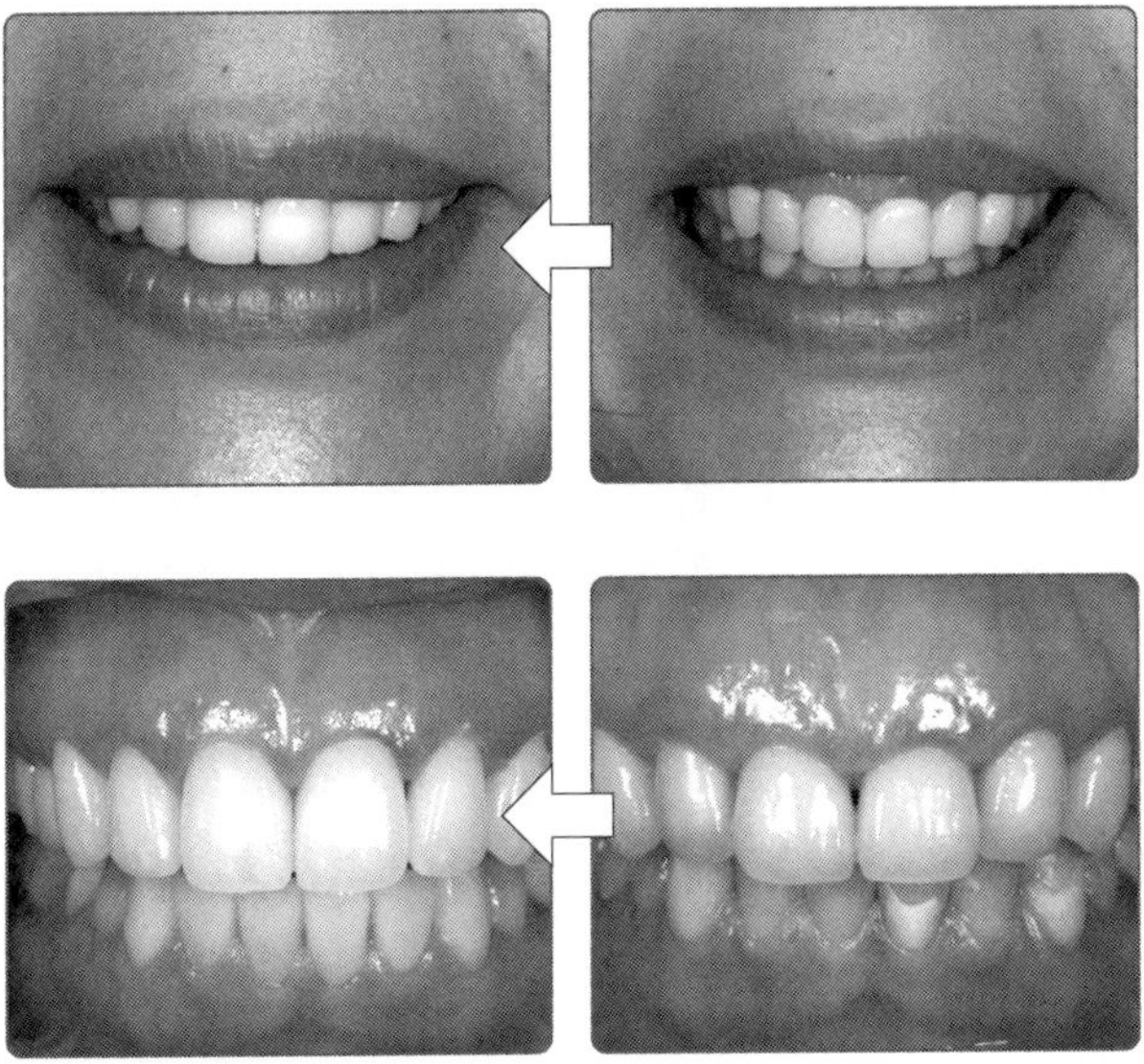

ある場合は、どちらの治療も得意とする歯科医師に相談して治療の順番も含めて任せることが最善の策となります。

なかなかそうした歯科医師に出会うのは難しいかもしれませんが、1カ所のクリニックで即決するのではなく、複数の医療機関をまわりながら納得いく説明をしてくれる歯科医師を選択するのがよいと思います。

【事例12】 20代女性
タイプ：歯の位置に問題がある
治療法：矯正治療

この患者さんは、顔に思い切り力を入れて笑顔をつくらないと歯が見えないことをなんとかしたいとして来院しました。状態を確認したところ歯の位置に問題があったため、矯正によって歯の位置を動かす必要がありました。

歯の位置に問題があって歯茎が見えていない場合、時間をかけて歯を移動させなければ歯茎がついてこないため、マウスピースでゆっくりと矯正を進める必要があります。ワイヤーを使った一般的な矯正治療では、理想の状態にもってくることが難しいといえます。

矯正前の写真をよく見ると分かるとおり、当時は顔が真っ赤になるほど口周りの筋肉を

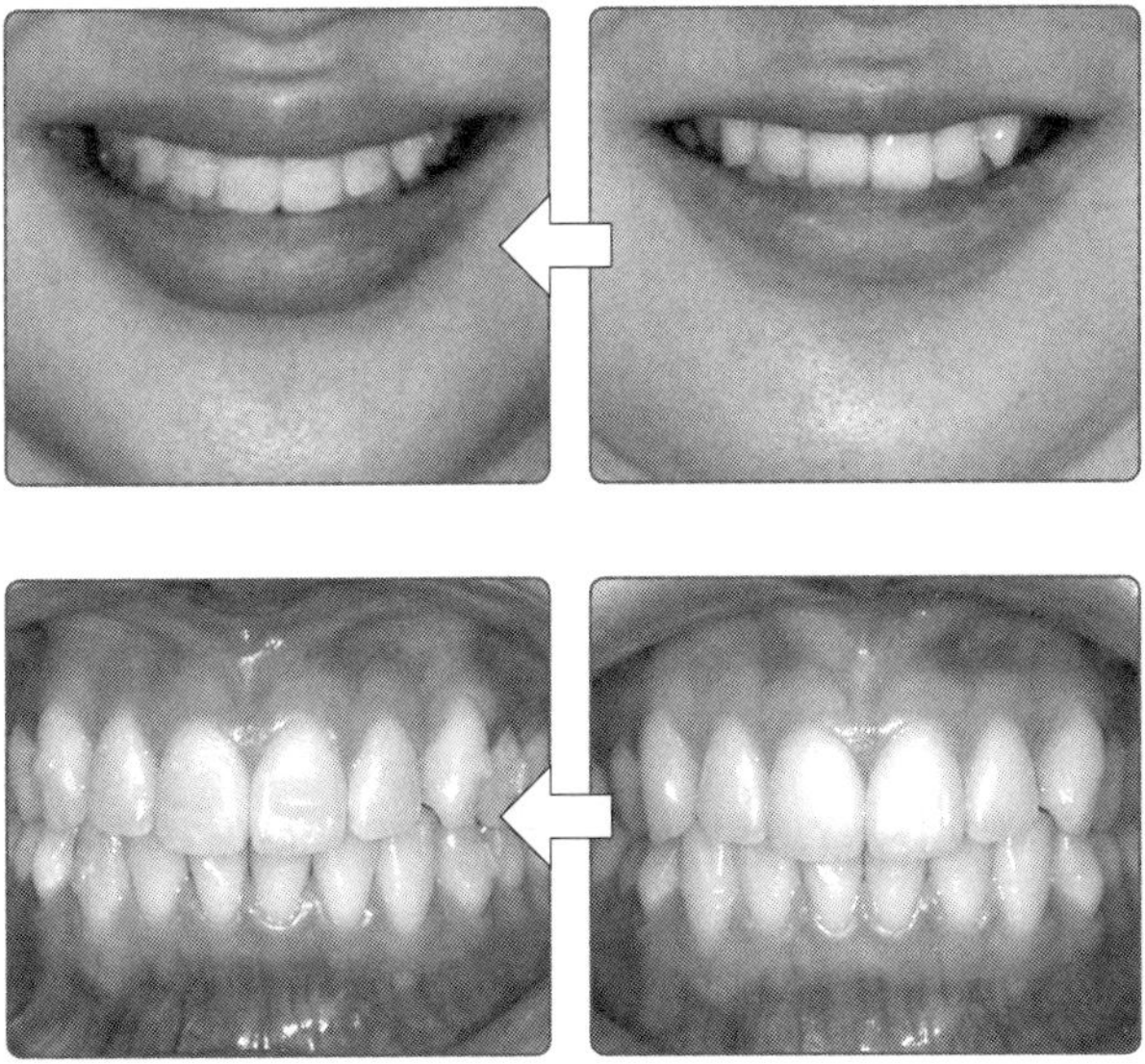

持ち上げないと口元から歯がのぞきませんでした。その状態から治療を始めてわずか半年で自然に口角を持ち上げるだけで上下ともにきれいに歯が見えるまでに変化しました。

【事例13】 20代女性
タイプ：歯の位置に問題がある
治療法：矯正治療

この患者さんは矯正治療前には自然な笑顔をつくるのが難しい状態でした。歯を見せた状態をつくるために無理に力を入れているため、口元が引きつっているように見えていますが、彼女も矯正治療のみで状態を大きく改善することができました。

口元がきれいになっていくとともに自分に自信をもてたことで顔全体が美しくなっていくのが目に見えて分かりましたが、それ以上に印象的だったのは来院時のファッションです。理想の顔に近づいていくことで気持ちもどんどん変化したようで、着る物も楽しめるようになったと喜んでおられました。

逆ガミースマイルの人たちは笑ったときに歯が見えないことがコンプレックスとなり「笑

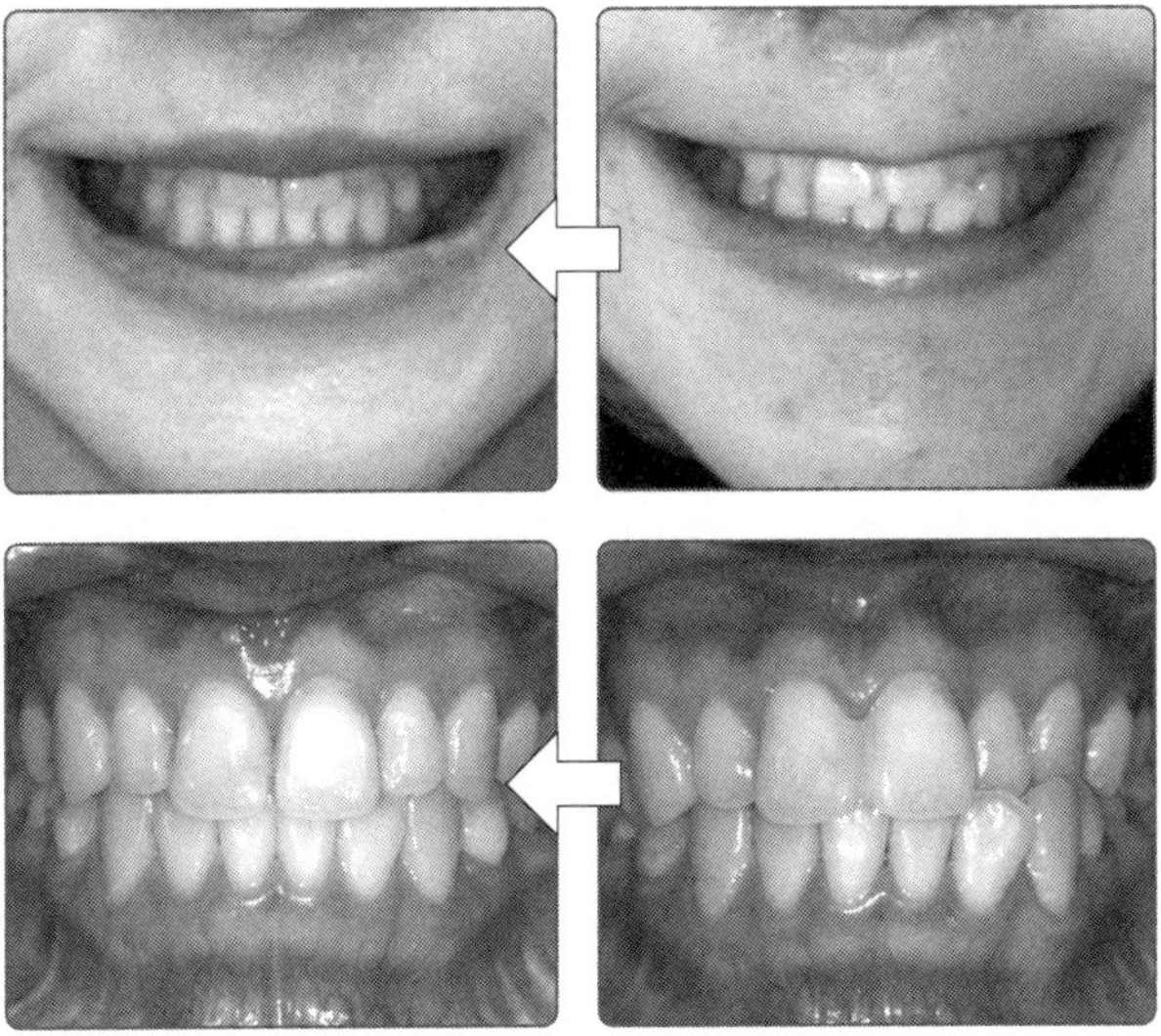

いたいときに笑えない」と感じる人が多いと思います。

治療を行うことで笑いたいときに、思い切り笑えるようになったと話す人が目立ちます。

【事例14】 20代女性
タイプ：歯の位置に問題がある
治療法：矯正治療＋インプラント治療＋セラミック治療

この患者さんは大学病院で矯正治療を受けたものの、矯正治療終了後に逆ガミースマイルの状態が悪化したことからセカンドオピニオンを求めて私のクリニックを受診しました。状態を確認したところ、先天性欠如によって歯が数本足りていないことが分かりました。大学病院では、欠損している部分に仮歯を入れて歯の裏側からワイヤーでつないだ状態で治療が終了していました。仮歯なので見た目も良くありませんし、ワイヤーでつないでいるので口の中が快適とはいえません。そのような状態で終了されると患者さんとしても困惑して当然です。そこで私のクリニックではまずマウスピース矯正で歯を正しい位置に移動させたあと、欠損部分を補うためにインプラント治療を行いました。

先天的に歯が欠如している人は決して珍しくありません。歯が不足しているために歯並び

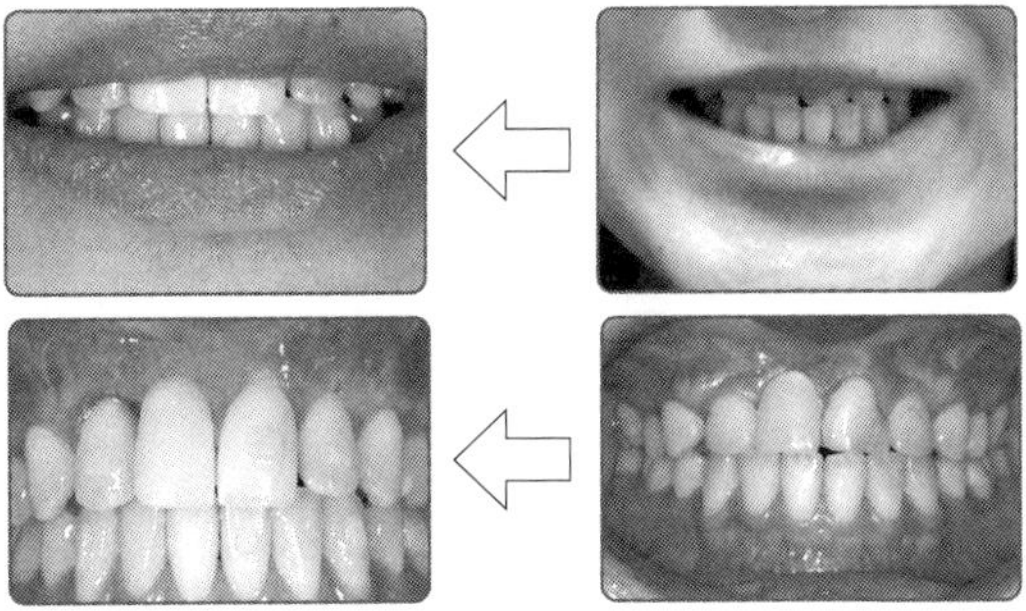

が悪くなったり、噛み合わせが良くなかったりする人も多くいらっしゃいます。

そのような場合には、まず歯を正しい位置に整えてからインプラント治療により欠損部分を補いますが、「ガミースマイルも気になる」という場合には、すべての問題点を考慮しながら、総合的に治療プロセスを構築します。

「今回は時間がないから矯正治療だけ」「落ちついたらガミースマイルも治したい」というように、治療を区切って考える人もいるかもしれませんが、口の中の問題で気になることは一度に治療するほうが効率的ですし、全体のバランスを調整しながら最善の仕上がりを目指すことができます。

歯科医院では矯正やインプラントなどの治療を行う前に必ずカウンセリングがありますから、その際に口の中で気になる問題はすべて相談することがおすすめです。

治療において大切なこと

他院での処置によって状態が悪化するケースも残念ながら少なからず見受けられます。例えば逆ガミースマイルの症状を改善させるために外科的処置で骨を切った結果、余計に歯が見えなくなるということもあります。

なぜそういったことが起こるかというと、サイドからのセファロレントゲン撮影によって歯の位置を前後、上下の2つの視点で確認していないからです。

しかもあと0・3㎜前、0・1㎜下が理想だと分かったとしても、ワイヤーでの矯正ではそこまで正確に動かすことはできません。また、最初から歯を削ることで位置を調整することはオーバートリートメント（削り過ぎ）となりかねません。

歯を削るのはどうしても必要がある場合のみとし、まずは矯正治療を検討することが大切です。

第5章

ガミースマイルは歯科でなおす！
失敗しない歯科医師の選び方

ガミースマイルの治療は歯科でも美容外科でも行われている

ガミースマイルの治療は、歯科も美容外科も行っています。

しかし、外科処置によって咀嚼や呼吸、発声に影響が及ぶ可能性を考えると、口周りや口腔内の構造や機能を熟知している歯科医師を選ぶことをおすすめします。

では、歯科医師なら誰でもガミースマイルの治療ができるかというとそうではありません。まず、２０２３年上半期時点で、外科処置を主体にしてガミースマイルの治療を実践している歯科は全国に10軒程度しかありません。一方、矯正治療を主体としてガミースマイルの治療を実践している歯科はたくさんあります。

それでは、矯正専門医にガミースマイルの治療を託すのが正しい選択かというと、ガミースマイルの症状によっては適任といえます。

なぜすべての症状に対して適任ではないかというと、矯正専門医は、基本的にワイヤー矯正で治療するためです。つまり、外科処置は行わないので、外科処置が必須の状態であれば、矯正歯科も一般歯科もどちらも行っている医療機関が望ましいと考えられます。

一般歯科と矯正歯科の違いとは?

矯正歯科とは、虫歯や歯周病の治療を行う一般歯科とは異なり、矯正に関する正しい知識や技術を有しているべき歯科です。

なぜ、「有している〝べき〟」と表現したかというと、日本では歯科医師の医師免許を持ってさえいれば誰でも矯正治療を行うことができるからです。そのため、矯正を行うために十分な知識も技術もないのに「矯正歯科」を標榜している歯科も数多く存在します。

一方、歯並びや口周りの問題を抱えている患者さんの悩みを解決したいと、矯正に関する知識や技術を磨き続けている歯科医師も少なからず存在します。

矯正治療を行うために必要な知識や技術は、歯科大学での勉強だけでは十分に修得することができないため、志の高い医師は、大学卒業後にも見識を深めるための努力を続けます。

一般歯科と審美歯科の違いとは？

審美歯科とは、歯や口元の見た目の美しさを手に入れるための歯科治療を行う歯科を指します。

そのため、「ガミースマイルの治療には審美歯科の歯科医師が適任なのでは？」と考える人もいると思います。実際、一昔前には、「ガミースマイルの治療を受けるなら審美歯科」といわれていました。

ガミースマイルの治療は保険点数を請求できないことから、一般歯科では広まっていませんでした。今も同じ状況にあるため、そもそもガミースマイルの治療を受けられる一般歯科は少ないのです。

しかし一歯科医師として、私は審美歯科でのガミースマイルの治療には疑問があります。審美歯科での治療では、歯を削るのが一般的だからです。

自前の歯があるのにそれを削ってしまうことはとてももったいないことですし、身体にも大きな負担がかかります。矯正で正しい位置に移動させれば、削る必要などいっさいないのです。

そのため、気になる審美歯科があったとしても、最初のカウンセリングで、まず歯を削ることからスタートするとの説明を受けたとしたら、その歯科医院で治療する前に、ほかの歯科医院でセカンドオピニオンを求めることをおすすめします。

審美歯科でガミースマイルの治療を受けたい場合、どこをチェックすればよい？

審美歯科でのガミースマイルの治療を検討する場合、最初に歯を削るか否か以外にもチェックしてほしいポイントがあります。

①治療費についてしっかり説明してくれるか

審美歯科での治療は、ガミースマイルの治療に限らず、基本的に保険適用外であるため、治療費が高額になることがあります。そのため、治療方法や治療期間だけでなく、治療費に関しても事前にしっかり確認しておきたいところです。

また、見積書を発行してくれるかどうかも大事なチェックポイントです。見積書には、どの治療にいくらかかるかの詳細まで記載されているかを確認します。

②治療に使う素材についてしっかり説明してくれるか

審美歯科で治療に使う素材は、基本的にセラミックです。

セラミックは、汚れが付きにくいため美しい見た目を保ちやすく、耐久性も高いのが魅力ですが、治療にあたって健康な歯を削ることになるケースが非常に多いのです。

そのため、セラミックのメリット、デメリットや、セラミック以外に使える素材はあるのかなど、詳しく聞いてみることがポイントです。

③治療にあたっての希望をきちんと確認してくれるか

ガミースマイルの治療を受けることでどんな口元になりたいのか、予算はどのくらいを考えているのかなど、細かいところまで確認してくれる歯科医師なら、治療を受けるにあたっての不安も和らぎます。

④ガミースマイルの治療経験が豊富か

審美歯科での治療に主に用いられるセラミックは、ほかの素材と比べて接着・成形しづらいため、経験豊富な歯科医師に任せられると安心です。

⑤治療機器や設備が充実しているか

歯科医師の経験が豊富であっても、使える治療機器や設備が少なければ、できることが限られます。最新の設備やオペ室があるかどうかは重要なポイントです。どんな機器や設備を備えているかを、クリニックのホームページで調べてみるとよいかもしれません。

⑥専任カウンセラーがいるか

ガミースマイルの治療においては、クリニックに何度か通うことになるので、きちんとしたコミュニケーションが取れる歯科医師や専任カウンセラーがいるクリニックをおすすめします。

カウンセリングは2つ以上の医療機関で受けてほしい

ガミースマイルの治療に関するカウンセリングは、2つ以上の医療機関で受けることをおすすめします。

セカンドオピニオンという意味合いもあり、複数人の歯科医師に話を聞くと、治療法の違いや、それぞれのメリット、デメリットがよりはっきりと分かってくるからです。

そしてできれば、カウンセリングを受ける前には、この本をしっかりと読み込んでおいてほしいと思います。正しい知識を身につけていれば、デメリットを最小限に減らすこともできるからです。

また、どんな治療を行うのかを確認したら、過去の症例を見せてもらうことも大切です。これまでにその医療機関で治療を受けた人の写真を見れば、その先生に治療をお願いしたいかどうかが自ずと決まってくると思います。

なかには、ガミースマイルの治療実績以外にも、歯科雑誌で執筆した記事や、自身の書籍を実績として提示してくれる先生もいると思います。

ガミースマイルに限らず、どんな外科治療でもそうですが、治療を担当する医師によって結果は大きく異なってきます。

美容外科クリニックの施術の結果が、処置を担当する医師の美的感覚によって異なることは多くの人に知られていると思います。

担当の医師が、はやりのアイドルのような顔を美しいと感じているなら、その価値基準を基に処置がなされ、皆、同じような個性のない顔立ちに仕上がることもあります。

反対に、〝その人らしさ〟を大事にしてほしいと考えている医師が施術した結果、「お金をかけたのに全然変わっていない！」と患者さんが怒ってしまうケースもあります。

医師としては、患者さんによかれと思って行ったことが、患者さんには「不足」と取られてしまうのです。こうしたことは、医師と患者さんのコミュニケーション不足によっても起こります。

ガミースマイルの治療についても同様で、クリニックや医師によって結果は異なります。

うまくいかなかった場合、目や鼻の美容整形以上に深刻な事態に陥ることがあります。口元に手を加えることによって、咀嚼や呼吸、発声に影響が及ぶ場合があるからです。

そのため、歯科医師選びには十分に時間をかけて、治療を開始する前に納得いくまで話を聞くことがとても大切です。

歯や口元は丁寧にケアし続けよう

これからガミースマイルの治療を受けたいと考えている人のなかには、「一度治療すれば口元の心配事からすっかり解放される」と考えている人もいると思います。

しかし、ガミースマイルの治療が終わったからといって、歯や口元のケアを怠ってはいけません。

そもそも、ガミースマイルであろうとなかろうと、何もケアをしなければ、歯や歯茎は加齢とともに衰え、口周りも加齢とともにたるんでいきます。逆にいうと、きちんとしたケアを続けていると、加齢による衰えは最小限に抑えることができ、年齢を重ねても若々しさを保つことができるのです。

具体的にどのようなケアを続けていくとよいのかを紹介します。

①定期的に歯科健診を受ける

定期的な歯科健診を受けることは、予防歯科の観点からも非常に大切です。虫歯や歯周病だったとしても、初期の段階で発見することができれば、治療期間も治療にかかる費用も少なくて済みます。

また、虫歯や歯周病が見つからなくても、歯垢をきちんと除去できていないことなどを指摘されることがあります。

定期健診のたびに正しい歯磨きの方法を確認して、気を引き締めて歯のケアに取り組むことが、80歳になっても20本以上自分の歯を保つ、いわゆる８０２０の実現につながるのです。

②自分に合った歯ブラシで毎食後歯磨きする

自宅での毎日のケアで大切なこととして挙げられるのは、まず、毎日きちんと歯を磨くことです。

なかには、「歯磨きは夕食後だけ」という人もいるかもしれませんが、毎食後、丁寧に歯を磨くことが理想です。仕事の都合で昼食後の歯磨きが難しいという場合は、朝と夜のみでも構わないので、できるときにしっかり磨くことが大切です。

歯ブラシの毛の硬さは、大きく「ふつう」「やわらかめ」「かため」に分けられますが、一般的には「ふつう」が良いと考えます。

「かため」タイプは歯垢を落としやすいメリットがある一方、強く力をかけると歯や歯茎に負担がかかるデメリットがあります。

歯は歯茎の摩耗が進むと、虫歯や知覚過敏を引き起こしてしまうことがあるので注意が必要です。

ただしなかには、歯質が硬く、「かため」が向いているという人もいるので、歯科医師に相談のうえ、自分に合ったものを使用することが大切です。
「やわらかめ」は、歯質が柔らかい人、歯肉が下がっている人、歯肉が腫れている人、ブラッシングすると出血することがある人、長時間歯磨きしたい人などに向いています。

また、歯磨きだけでは歯間の汚れを十分に落とすことはできないので、歯間ブラシやフロスなどの併用がおすすめです。

歯間ブラシが苦手な場合、口腔洗浄機を使うという選択肢もあります。また近年では、ウルトラファインバブルを生成した水流が細かい歯間に入り込み、口腔を洗浄するシャワーヘッドも発売され、話題を呼んでいます。

ただし、口腔洗浄機を使うと痛みが出るケースがあるほか、メンテナンスに手間がかかることや、保管場所の確保が必要といったデメリットもあるので、どちらが自分にとって便利であるかはよく考えることが大切です。

この本を手に取られた多くの人は、これからガミースマイルの治療を検討されているかと思います。治療を受けるか否かにかかわらず、あるいは治療前であっても治療後であっても、歯科医師の定期健診や毎日の歯磨き、口周りのケアを続けることが大切であることに変わりはありません。

理想の口元を手に入れるために、今すぐ始められることはたくさんあります。ガミースマイルの治療を受ける歯科医院探しを進めると同時に、一つひとつのケアを少しずつ習慣化していくことをおすすめします。

おわりに

自身の歯に意識を向けることは、健やかに生きるために欠かせません。人生100年時代といわれている現在、健康寿命に深く関わっている歯のケアはますます大切になってきています。虫歯がほかの病気を引き起こしたり、口元のコンプレックスが心の問題につながったりすることもあるので、歯は一生のパートナーとして優先度を上げて考えなければならないのです。

私は歯科医師として患者さんの心身の健康を歯からサポートするために、一般診療はもちろん、審美歯科にも力を入れてきました。

歯並びの矯正治療と違い、本書のテーマであるガミースマイル治療はまだまだ一般的ではないため、原因や治療法についてはもとより、それが治療対象なのかさえ知らない方も多いのではないでしょうか。

日本国内では比較的新しい分野の治療法ですが、もしガミースマイルに関する悩みをおもちなら、一度治療について考えてみることをおすすめします。

ガミースマイルの相談で私のクリニックの門を叩く人の多くが、最初のうちは暗い表情を浮かべています。

それは、ガミースマイルによって、いかにつらい思いをしてきたか、いかに時間をかけて改善策を模索してきたかを物語っています。

カウンセリングで詳しく患者さんの悩みを聞いたあと、治療が可能であることや、どんな顔立ちに生まれ変われるかを説明すると、患者さんの顔に明るい表情が浮かんできます。

治療を決意された患者さんのそのような表情を見ると、私のなかには、「本人が見据えているよりもっと良い未来を見てもらいたい」との想いが芽生えてきます。

私はこれまでに培った知識や技術を総動員して、理想の口元を手に入れるお手伝いをすることが私の使命だと考えています。

ガミースマイルの治療には歯科の経験が欠かせず、美容整形の分野だけでは解決できないからこそ、歯科の専門医との出会いが非常に重要なのです。

患者さん自身がガミースマイルに対する正しい知識を身につけることが、少しでも良い歯科医師と巡り合い、納得できる治療を受けられることにつながっていくと信じています。

また、この本を読むことがガミースマイルの治療を受ける足掛かりになるだけでなく、「美しい笑顔をつくれる人になりたい」と思うきっかけにもなれば幸いです。

口元が美しければ自信をもって笑うことができるし、美しい笑顔は良いご縁を引き寄せ、きっとすてきな人生を歩ませてくれるはずです。

ガミースマイルは治せるし、理想の人生は自分でつくることができる――。そのことを信じて、どうぞあなただけの人生を美しく輝かせていってください。

松尾 幸一（まつお こういち）

１９７０年東京都国立市生まれ。１９９５年日本歯科大学卒業。１９９９年、中野デンタルクリニックを開院し、咬合再構成治療、インプラント治療、審美治療、予防歯科、歯周病治療を行う。年間３００件以上のガミースマイル治療の相談を受け、施術にあたる。複数の分野が絡む治療においても歯科医師のみならず、歯科技工士、歯科衛生士、カウンセラーと連携を図り、幅広い治療法を提案。機能的な側面と美観的な側面の両方を満たす、総合的な治療とメンテナンスを提供している。国内外の学会、講演会、専門誌の執筆、大手歯科メーカーであるノーベルバイオケア、デンツプライシロナなどのインストラクターを務めるなど、活動は多岐にわたる。日本最大の歯科スタディグループであるＳＪＣＤの東京支部理事を務める。日本臨床歯科学会、日本顎咬合学会、日本口腔インプラント学会会員。

本書についての
ご意見・ご感想はコチラ

歯科医がなおすガミースマイル

二〇二三年七月二八日　第一刷発行

著　者　松尾幸一
発行人　久保田貴幸
発行元　株式会社 幻冬舎メディアコンサルティング
〒一五一-〇〇五一　東京都渋谷区千駄ヶ谷四-九-七
電話　〇三-五四一一-六四四〇（編集）

発売元　株式会社 幻冬舎
〒一五一-〇〇五一　東京都渋谷区千駄ヶ谷四-九-七
電話　〇三-五四一一-六二二二（営業）

印刷・製本　中央精版印刷株式会社
装　丁　鳥屋菜々子
装　画　大石いずみ

検印廃止

Printed in Japan　ISBN 978-4-344-94701-6 C0047
幻冬舎メディアコンサルティングHP　https://www.gentosha-mc.com/